风湿免疫科疑难病诊断

——协和医生临床思维例释

（第2集）

北京协和医院

主　编　郑文洁　徐　东　蒋　颖
　　　　王　迁　陈　华

中国协和医科大学出版社

图书在版编目（CIP）数据

风湿免疫科疑难病诊断. 第2集／郑文洁等主编. —2版. —北京：中国协和医科大学出版社，2010. 12
（协和医生临床思维例释）
ISBN 978-7-81136-405-7

Ⅰ. ①风… Ⅱ. ①郑… Ⅲ. ①风湿病：疑难病-诊断②自身免疫病-诊断 Ⅳ. ①R593.210.4

中国版本图书馆 CIP 数据核字（2010）第175199号

风湿免疫科疑难病诊断（第2集）
——协和医生临床思维例释

主　　编： 郑文洁　徐　东　蒋　颖　王　迁　陈　华
责任编辑： 吴桂梅

出版发行： 中国协和医科大学出版社
（北京市东城区东单三条9号　邮编100730　电话010-65260431）
网　　址： www.pumcp.com
经　　销： 新华书店总店北京发行所
印　　刷： 小森印刷（北京）有限公司

开　　本： 850mm×1168mm　1/32
印　　张： 8
字　　数： 200千字
版　　次： 2010年10月第1版
印　　次： 2022年10月第4次印刷
定　　价： 40.00元

ISBN 978-7-81136-405-7/01

谨以此书献给

中国风湿病学的创始人张乃峥教授

并祝贺北京协和医院建院九十周年

北京协和医院风湿科建科三十周年

严谨的科学态度

捕捉病人表现中即使是细微的异常

客观细致地分析和论证

是剖解疑难病例的条件

写于　北京协和医院风湿免疫科

疑难病诊断（第2集）出版之际

董　怡

2010年8月

前　　言

正值我科卅周年科庆，我科第一任主任、我国风湿免疫学界泰斗张乃峥教授90华诞之际，《风湿免疫科疑难病诊断(第2集)》出版了。如同2009年5月出版的第1集一样，本集收集了36个病例，作者对每个病例的诊断过程进行了精确扼要的析评，共同的特点是突出诊断思路，循循诱导，引人入胜，让我们读完每一个病例后，都会有“柳暗花明又一村”的欣快。

许多临床医师常将“风湿免疫学科”比喻为BTV的鉴宝节目。凡是临床上找不到发热是感染或肿瘤的依据，或者当患者有多脏器、多系统受累而又不能以某一种疾病解释时，或血清学检查发现自身抗体呈阳性时，统统将它放进了风湿免疫科这个“百宝箱”。多年来风湿免疫科医师已习惯了不厌其烦、并耐心细致地将其分类整理，如同鉴宝人一样，尽一切努力去伪存真，发掘它们发光之处。

读完这一集，我无比兴奋。这集的五位主编是我科第五、第六乃至第七梯队的优秀医师，他们几乎全是30岁左右，是我科“科龄”的同龄人。经过严格的基础和临床医学训练，他们已成为我科临床一线的主力军。这些卅岁左右的医学尖子，中英文好，思维敏捷，精力旺盛；他们有强烈的求知欲望，及时捕捉信息，刻苦钻研；他们不保守，爱学习，肯学习，勇于创新；他们不人云亦云，有自己的见解；他们年轻，体魄健壮，思想健康，正在茁壮成长。孔子曰：卅而立。他们已成长，已成才，他们一定会长成参天大树，成为我科的栋梁。我真正看到了我科的希望。看到了我科的医疗水平必将随着医学的发展和时间的飞逝，会越来越高。

临床医学必须结合临床实际，诊断思维中必须抓住主要矛盾，但又不忽视次要矛盾，同时还要随时看到主要矛盾和次要矛盾之间的相互转化，这些年轻的主编做到了。更须指出的是疑难病人之所以诊断明确，是在于直接负责治疗患者的主治医师能急患者所急，痛病人所痛，有把患者当亲人的高尚服务道德。试问，如果没有这种精神，患者、家属怎会同意一次又一次的活检呢？甚至做了四次活检诊断才水落石出。我科的年轻医师已掌握了诊断的金钥匙，即尽一切可能取得病理标本。我们经常听到“患者不愿意”、“家属不配合”不肯做活检；“病人、家属不愿再治疗，要自动出院了……等等”。的确，我们已经习以为常了。我们有时心安理得地将得不出诊断的原因怪罪于患者。最终患者会在“不配合”中死亡，还说什么我已经尽力了！这真应该让我们反省和深思。

读着读着，我忽然觉得在这集疑难病例汇编中，我再一次悟出了一个道理：医疗水平的高低，不是决定诊治成功的唯一标准，真正的诊治成功还取决于医生是否有一颗对病人真诚的爱心。读了这本小册子，给我最大的启迪和收获是：让我们永远时刻怀着一颗爱心去诊治每一位患者！只有这样，才能使我们永不内疚；也只有这样，才能提高我们的诊治水平，纯净我们的心灵。愿我科每位医师真正成为“人类生命的花匠”。

唐福林

2010 年 9 月

目　　录

第1例　多关节肿痛－活动受限

病例摘要

患者女性，15岁，因“双髋关节疼痛2年，加重伴跛行2个月余”于2007年12月28日入院。患者自2005年12月起出现左侧髋关节疼痛、左踝关节肿痛，无红热，休息加重，活动后减轻，无腰背痛。于外院查血尿常规、红细胞沉降率（血沉）（ESR）、C反应蛋白（CRP）、类风湿因子（RF）均正常，骶髂关节CT检查结果不详，诊为“强直性脊柱炎”，服戴芬1片每天一次，柳氮磺胺吡啶3片每天两次口服，症状改善不明显，并先后交替出现膝关节、踝关节及肘关节肿胀，疼痛轻，发作时可影响运动。期间多次查ESR、CRP均正常。2007年10月，患者右髋关节疼痛加重，并影响行走。11月14日，患者再次于外院检查，血尿常规及生化未见明显异常，ESR 14mm/第1小时，RF <9.8U/L，抗核抗体（ANA）、抗dsDNA、抗Scl-70、抗Jo-1、抗U1RNP抗体均为（－）。骶髂关节CT：双侧骶髂关节面破坏，边缘不规则，凹凸不平，有小凹性骨缺损，周围骨质增生（图1-1）。双髋关节X线：双髋关节骨质稀疏，关节间隙狭窄（图1-2）。双手X线：关节肥大，腕关节间隙狭窄（图1-3）。全身骨扫描：全身骨显像清晰，胸腰椎放射性分布欠均匀，双骶髂关节放射性偏低且不均匀，双肩、肘、腕、髋、膝、踝关节放射性增高。诊为“强直性脊柱炎”，给予对症镇痛、补钙及

非甾体抗炎药治疗。患者疼痛缓解，但仍时有反复，并进行性加重，为进一步治疗入我院。既往无发热、皮疹、光过敏、口腔溃疡、脱发、口眼干燥。无眼炎、腹泻及泌尿系症状。**个人史、家族史**无特殊。**入院查体：**生命体征稳定，心肺腹（-）。坐轮椅入室，不能自行行走。腕关节活动尚可，双肘关节内翻，无压痛，双手近端指间关节、双膝关节肿大，（图1-4），无压痛，浮髌试验（-）。双侧髋关节伸、曲、外展、内收、内旋、外旋均明显受限。脊柱无侧弯，颈椎前曲正常，后15°，左、右倾，左右旋大致正常。胸腰椎前曲60°~70°，背伸10°，左右侧屈曲10°~15°，左右旋转15°~20°。枕墙距、胸廓扩张度（-），Schober试验（+）(因双髋关节活动受限)，双侧4字试验（+）。**诊治经过：**入院后完善各项检查：血尿常规、生化正常。ESR 7mm/第1小时，补体、免疫球蛋白、CRP、RF均正常。查ANA、抗dsDNA、抗ENA、抗角蛋白抗体（AKA)、抗

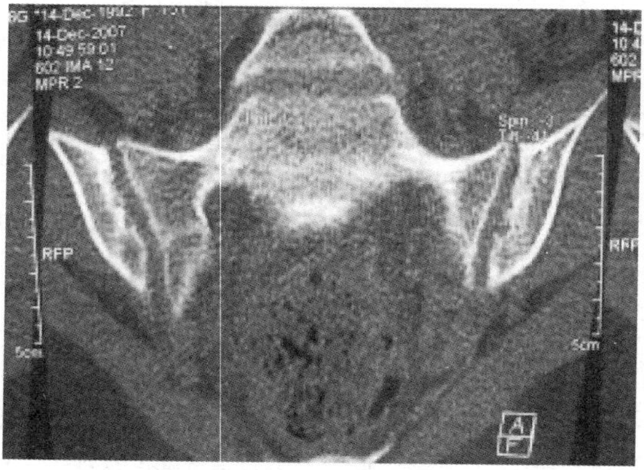

图1-1　骶髂关节CT：双侧骶髂关节面破坏，边缘不规则，凹凸不平，有小凹性骨缺损，周围骨质增生

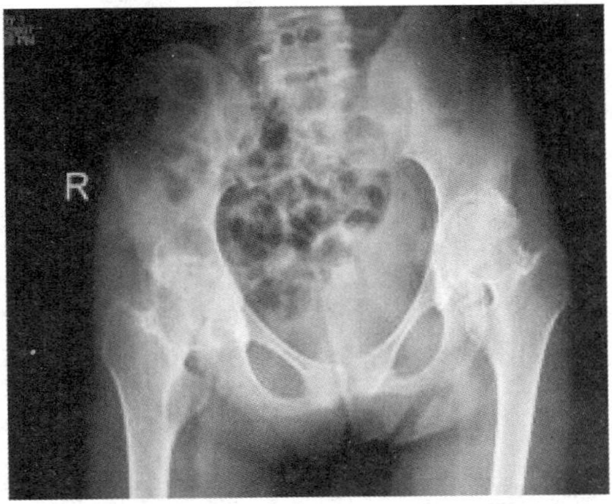

图 1-2　双髋关节：双髋关节骨质稀疏，关节间隙狭窄

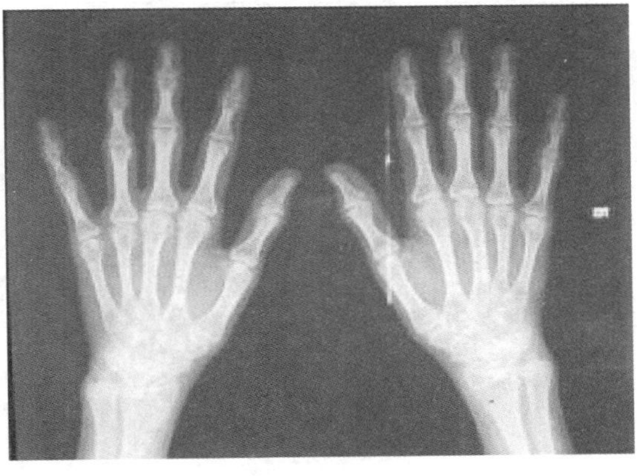

图 1-3　双手像：关节肥大，腕关节间隙窄

核周因子（APF）、HLA-B_{27}均阴性。考虑不除外强直性脊柱炎，给予来氟米特 20mg 每天一次，类克 200mg 静脉输液 1 次，并予复方倍他米松 1 支肌注。但患者关节肿胀无明显改善。考虑患者为青少年起病，炎性指标一直正常，免疫抑制剂治疗效不佳，不能排除遗传性假性类风湿样软骨发育不良，行基因检查，发现 **WISP3 基因异常**，全科查房后考虑为遗传性疾病假性类风湿样软骨发育不良，停用类克、爱若华，给予双醋瑞因 50mg 每天两次及氨基葡萄糖 1 粒每天三次。并进行功能锻炼，建议拄拐，避免负重下地行走。1 年后患者随诊，可自行行走，并可跳绳，关节无疼痛。

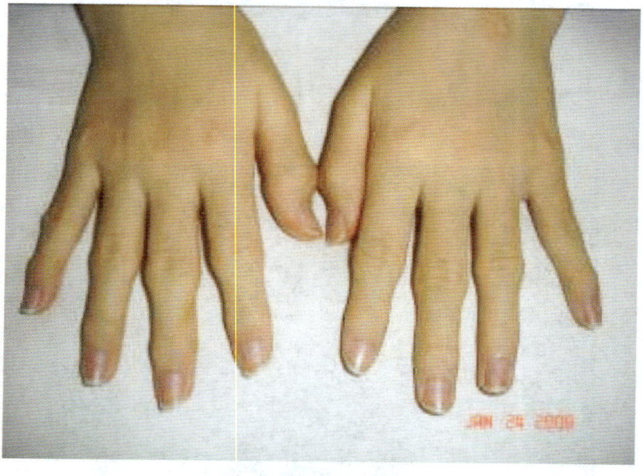

图 1-4　双手近端指间关节肿大

分析与讨论

患者为青少年女性，病程长，主要表现为对称性多关节肿胀，大小关节均受累，但无明显红热，双髋疼痛，但双手、膝关节疼痛不明显。影像学主要表现为骨质疏松，间隙狭窄以及骨干骺端增大。骨破坏不明显。中轴关节受累，主要为骶髂关节，可见骨破坏，脊柱受累不明显。炎症指标一直正常，免疫抑制剂及激素治疗无效。

对于以外周多关节及中轴关节受累的青少年患者，我们首先考虑的是有无幼年型特发性关节炎。幼年特发性关节炎（juvenile idiopathic arthritides，JIA）是指16岁以下儿童的持续6周以上的不明原因关节肿胀，由国际风湿病学会联盟儿科常委专家组提出。其分为7种亚型，分别为全身型、少关节型、多关节型（类风湿因子阴性）、多关节型（类风湿因子阳性）、银屑病性、与附着点炎症相关的以及未定类的。该患者似乎符合多关节型（类风湿因子阴性）的标准，但仔细分析，她虽有外周关节的肿胀，但疼痛不明显，炎症指标一直正常，且无论是激素还是长期免疫抑制剂治疗效果都不好，而且其影像学虽有关节间隙狭窄，但骨破坏不明显，似乎这些都不好以单纯JIA来解释。因患者为青少年，病程中炎症表现不明显，我们考虑是否有遗传性或地方性疾病的可能性。大骨节病流行于我国北方地区，以青少年男性多见。其主要病理改变为骨骺板提前骨化，与干骺端早融合，骨骺和骨骺板过早消失，从而造成患者体型矮小以及骨关节炎表现，以踝关节病变最为严重。该患者居住地无相应疾病病史，发育正常，影像学表现也不支持该病的诊断，可以除外。进行性假性类风湿样软骨发育不良（progressive pseudorheumatoid dysplasia，PPD）是一种常染色体隐性遗传性疾病（WISP3 基因突变），属于骨骺发育不良疾病中的一种，临床少见，患病率约 1/100 万。83% 的患者有家族史，男女比例 0.89，发病年龄为 1～10 岁。因其发病率低，容易被误诊为 JIA、佝偻病等疾病，平均确诊时间为 12.4 年（1～37 年）。其临床症状以双手小关节肿胀和下肢关节受累起病最多，发病时症状多为近端指间关节无痛性肿胀以及因膝和髋关节受累而出现行走困难，但关节无明显红热。脊柱受累为其另一突出表现，包括脊柱侧屈、腰椎前凸、胸椎后凸等，但早期常无自觉症状，大多数为年龄大于 15 岁。而影像学方面主要表现为双手掌骨和指骨干骺端增大，股骨头骨骺增大，关节面可有不规则囊变，股骨头变平，掌指、指间关节、髋关节间隙狭窄，但均无侵袭性改变。可继发骨关节炎。骶髂关节间隙增宽，脊柱可见普遍性扁平椎。该患者外周关节有着相似的表现，虽无典型的脊柱表现，但可能与其年龄小有关，经过基因检查，该患者查到 WISP3 基因异常，符合 PPD 的诊断。进一步分析，以 PPD 来解释患者骶髂关节的破坏似乎仍有一些疑虑，因此该患者 JIA（倾向于与附着点炎症相关的）的诊断也不能完全排除。

治疗方面，虽然我们不能完全除外 JIA（与附着点炎症相关的），但鉴于外周关节不好以此解释，单纯骶髂关节受累，炎症指标正常，既往治疗效果（激素和免疫抑制剂）不佳，因而此次并未加用针对这方面的治疗。而假性类风湿样软骨发育不良目前缺乏特异性治疗，以对症治疗（止痛及物理疗法）为主，因有软骨病变和继发骨关节炎，也可应用一些针对骨关节炎的药物。康复锻炼很重要，对于那些晚期患者可考虑行外科手术治疗，改善患者生活质量。该患者我们应用了双醋瑞因和氨基葡萄糖的治疗，同时患者积极进行了康复锻炼，从 1 年多后的随诊情况看，症状明显改善，关节功能好转，治疗有效。

综上可见，青少年起病的关节炎并不少见，对这一群有着特殊发病年龄的患者，风湿免疫科医师除考虑常见的自身免疫性疾病外，还应考虑代谢及遗传性疾病的可能性，尤其对治疗效果不佳的患者。早期诊断有利于避免激素、免疫抑制剂的误用。

（徐　东）

专家点评

张烜医师：该患者从临床和影像学表现来看，可以诊断为强直性脊柱炎，但确实有一些临床表现不能用强直性脊柱炎解释。临床上对于双手关节部位肿胀明显，但无明确疼痛症状和压痛体征，需警惕其他一些相对少见关节病如原发性肥大性骨关节病、指间关节胶原沉积症、进行性假性类风湿样软骨发育不良等。该患者影像学脊柱虽无特征性“倒置酸奶瓶”征象，但基因检查确证存在 WISP3 基因异常，因此临床诊断进行性假性类风湿样软骨发育不良。WISP3 是 WNT 信号通路调控蛋白，而该信号通路异常在强直性脊柱炎中骨破坏和形成中起一定作用。因此需考虑该患者 WISP3 基因异常是否也是导致她出现骶髂关节破坏的原因之一？

第2例 关节痛、发热－肌无力－持续发热－腹胀

病例摘要

患者女性，40岁，因“发热、关节痛16年，肌无力、口眼干11年，发热10个月，腹胀2个月”，于2008年2月18日入院。患者于1992年出现发热、雷诺现象、多关节肿痛、全身浅表淋巴结增大、脾大、心包积液及左侧胸腔积液，1997年诊为结缔组织病，予泼尼松30mg qd并逐渐减至5mg qd。1997年11月出现四肢近端肌无力，口眼干，查肌酸激酶（CK）2154U/L，短期应用环磷酰胺（CTX）及雷公藤多苷1粒tid。1998年2月于我院查抗核抗体（ANA）1∶640，抗dsDNA（－），抗Sm（＋）1∶4，抗RNP（＋）1∶64；补体CH50、C3降低；24小时尿蛋白0.51g；口腔科：唾液流率减低，腮腺造影示腺管损伤和阻塞；眼科：Schirmer试验、BUT、角膜染色（＋）；肌电图：肌源性损害；淋巴结活检：慢性淋巴结炎。考虑系统性红斑狼疮（SLE），继发干燥综合征、多发性肌炎，给予泼尼松20mg q12h，并规律减至10mg qd维持，CTX 0.6g/3～4周，累积量达8g后停用。2006年出现活动后气短，伴反酸，下肢皮肤变硬。2006年8月我院查超声心动图（UCG）：轻度肺动脉高压43mmHg；胸部高分辨CT（HRCT）：右肺上叶尖后段、左上叶胸膜下斑片病灶，双肺下叶间质增厚伴不均匀肺气肿改变。予泼尼松20mg qd，再次加用CTX 100mg qd治疗。2007年4月患

者无明显诱因发热，最高体温39℃，上午为著，可自行降至正常，活动耐量降低，于2007年6月1日～2007年9月4日住院治疗：血常规白细胞（WBC）3.65×10^9/L、血红蛋白（Hb）104g/L，血小板（PLT）、尿常规基本正常，肝功谷丙转氨酶（ALT）、谷草转氨酶（AST）、碱性磷酸酶（ALP）、γ-谷氨酰转肽酶（GGT）升高；期间多次血培养、痰培养、痰找结核杆菌均（－），肥达与外斐试验、TORCH、IgM、HBsAg均（－）；免疫指标：抗dsDNA（－），补体基本正常，血沉（ESR）97～100mm/第1小时，C反应蛋白（CRP）28.7～36.5mg/L；UCG：肺动脉高压（48～75mmHg），三尖瓣中重度关闭不全；胃镜：胃底静脉显露。胸部CT：左肺下叶后基底段结节影，较前变化不明显。腹部CT：肝右叶占位（1.6cm×2.0cm），小肝癌不除外，胃底食管静脉曲张，腹膜后小淋巴结影。选择性肝动脉造影：肝实质期可见多个充盈缺损，不除外转移性肿瘤。^{99}锝肝血池显像：未见血管瘤征象。肝活检（右后叶）：部分肝窦扩张，部分肝细胞脂肪变性，汇管区见少量淋巴细胞浸润。18FDG、11C-Acetate放射同位素PET显像：肝右叶占位病变处代谢无异常摄取。颈胸盆腔代谢无异常。查CA系列、甲胎蛋白（AFP）、癌胚抗原（CEA）及全身骨显像均（－）。骨髓涂片：增生明显活跃，各系比例大致正常。B超：甲状腺、子宫、双附件均正常。于7月16日将泼尼松加量至25mg qd，CTX 0.2g iv qod，同时塞来昔布0.2g qd，体温高峰下降，体温最高37.8℃，仍反复发热，偶有高热。8月15日起加用异烟肼300mg qd、利福喷丁450mg 2次/周、乙胺丁醇250mg tid抗结核治疗，仍间断发热，12月中旬停用抗结核治疗，后出现腹胀、双下肢可凹性水肿、尿量减少（24小时尿量<1000ml），查WBC 2.7×10^9/L，Hb 93g/L，PLT正常，ALT、AST、ALP、GGT仍有升高，ESR 58mm/第1小时，予利尿治疗腹胀、下肢水肿减轻。2008年1

月中旬泼尼松减量至10mg qd，CTX 0.4g iv 每月一次，再次持续发热，体温最高39.5℃，伴畏寒、肌肉酸痛，无寒战、咳嗽、腹泻、尿路刺激征等。为进一步诊治入院。病来睡眠、饮食差，曾有黑便。自末次出院后体重曾下降3kg，近一个月体重增加7kg。否认近期关节肿痛、光过敏、脱发及口腔溃疡。既往多次输血史（上次住院期间也曾输血）。家族史无特殊。入院查体：消瘦明显，全身皮肤干燥，背部、右侧髋部可见散在直径1.5cm左右脱屑样皮疹；浅表淋巴结未及增大；双肺呼吸音粗，双下肺可及细小湿啰音；$P_2>A_2$，心尖部可及3/6级全收缩期杂音；腹膨隆，见浅表静脉显露，脐上血流向上，无压痛、反跳痛、肌紧张，肝脾触诊不满意，移动性浊音阳性。下肢轻度水肿。

诊治经过：入院后完善检查，常规检查：血常规WBC、PLT正常，Hb 88g/L（正细胞正色素）；血涂片：中性分叶核细胞83%，中性粒细胞胞质中见中毒颗粒；尿、便常规（-），粪便潜血间断阳性。肝功能：AST 44 U/L，GGT 56 U/L，ALP 275U/L，白蛋白（ALB）21g/L，ALT、胆红素（Bil）正常，PT 13.4s。腹腔积液检查：外观淡黄微混，细胞总数120×10^6/L，白细胞数80×10^6/L，黎氏试验（-），ALB 3g/L（SAAG>11g/L），乳酸脱氢酶（LDH）29U/L，血糖（GLU）5.3mmol/l，腺苷脱氨酶（ADA）2.7U/L；腹腔积液病原学、病理学均（-）。免疫指标：抗dsDNA（-）；ESR 91mm/第1小时，CRP 66.7mg/L；补体：大致正常；免疫电泳（-）。感染指标：多次血培养、痰培养（-）。GM试验（-），G因子（+）。HBsAg（+）。肿瘤指标：CA125 414.6U/ml，余（-）。影像学：UCG：极少量心包积液，中度肺动脉高压。B超：肝脏弥漫病变，符合肝硬化表现，肝右叶低回声，增生结节或早期肝癌不除外，脾大，腹腔积液。肝门静脉超声：肝门静脉血栓可能大，门静脉高压征；骨显像：（-）；胸腹CT：双肺内多发大小不等类圆形边界模糊斑片结节影，肝脏Ⅷ段小囊肿可能，肝脏较小，脾脏增大，食管胃底及脾肾之间血管略增多，腹膜后多发小淋巴结影。分别于 2008 年 2 月 28 日（图 2-1、图 2-2）及 3 月 11 日行 2 次 CT 引导下肺部结节穿刺：病原学（－），病理：免疫组化：AE1/AE3（－），CD79a（＋），CD20（＋），CD3（＋），CD43（＋），基因重排 IgH（＋）；结合免疫组化和基因重排结果：病

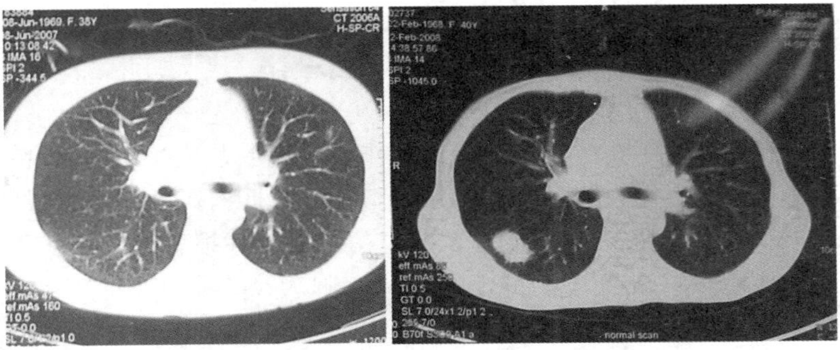

图 2-1　左侧：2007 年 6 月胸部 CT；右侧：2008 年 2 月胸部 CT

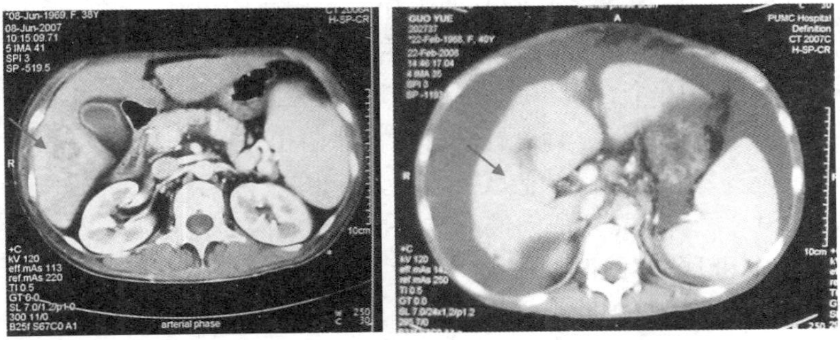

图 2-2　左侧：2007 年 6 月腹部 CT；右侧：2008 年 2 月腹部 CT［出现腹腔积液，肝脏缩小，但结节变化不大（箭头所指）］

变符合非霍奇金恶性淋巴瘤，B细胞性，考虑黏膜相关组织边缘区B细胞淋巴瘤可能性大。3月18日患者出现呕鲜血，共约500ml，黑便及暗红色血便，BP下降至80/50mmHg，予止血、施他宁静脉泵入、输血等治疗后未再呕血。家属拒绝淋巴瘤相关治疗，自动出院。

分析与讨论

患者为中年女性，病程长，既往表现为多系统受累的表现：①一般情况：曾有短时间发热；②关节肌肉：关节炎和肌炎——多关节肿痛，CK升高，肌电图示肌源性损害；③网状内皮系统增生：全身浅表淋巴结增大、脾大；④多浆膜腔积液：心包积液，胸腔积液；⑤口眼干燥的症状，检查也符合口眼干燥症；⑥呼吸系统：肺动脉高压；⑦抗体：ANA、抗Sm抗体阳性。综上，系统性红斑狼疮，继发干燥综合征，肌炎的诊断是明确的。已应用激素和CTX的治疗。此次病情明显变化在近10个月的时间，主要表现为持续发热，肝脏病变的急剧进展——肝功异常，10个月内迅速发展为肝硬化（肝脏缩小，门脉高压表现——腹腔积液，食管胃底静脉曲张、出血），肺部新发结节斑片影。发热的原因是什么？这成为近10个月两次入院的难点。

SLE患者发热的原因最常见的是原发病活动及感染。对该患者来说，SLE病程很长，一直予以药物控制，近期并无SLE活动的临床证据，化验检查无论是血象、尿常规、抗dsDNA抗体还是补体均没有明显病情活动的表现，因此从原发病的角度，我们首先除外了其活动的可能性。因患者长期应用激素和免疫抑制剂治疗，感染成了我们最初的考虑重点，尤其是结核。我国是结核病的高发国家，而且目前肺外结核感染并不少见，尤其是免疫抑制的患者。部分患者找不到明确的结核感染灶，但经过抗结核治疗后病情可以缓解从而得以临床诊断。该患者无论从影像学、血培养、PPD 皮试各方面均未发现明确的结核感染的证据，因此第一次住院时在找不到明确发热原因的情况下，我们进行了试验性正规抗结核治疗，但 3 个半月后症状无好转，因此第二次住院时此诊断我们基本除外。此外，患者发热时间长，普通细菌感染和病毒感染均不支持。第二次住院时发现了肺部新发的斑片影，并且 G 因子阳性，我们也曾考虑有无真菌感染的可能。但痰培养和血培养均不支持，而且发热时间很长，不符合真菌感染的特点，此时要想明确诊断，病原学就显得非常重要了。而最直接有效的方法就是肺部病变活检进行培养，也除外了该诊断。

除了上述常见的 SLE 发热原因，在患者第一次入院时，我们也考虑到了相对少见的原因——肿瘤。结缔组织病并发肿瘤也并不少见，有报道以皮肌炎/肌炎最为多见，达 7%～35%，其次是干燥综合征（8.33%）和 SLE（0.7%～11.4%）。肿瘤的类型在 DM/PM 中以实体肿瘤多见，尤其是上皮性肿瘤、乳腺癌、胃癌等，而在 SS 和 SLE 中以血液系统肿瘤相对多见。病因方面与其共同的发病机制（环境、遗传因素等）以及免疫功能紊乱有关。Blomadal 报道 SLE 较普通人群肿瘤的发生率增加了 25%。在应用 CTX 总剂量≥50g 的患者中膀胱癌发生率是正常人群的 100 倍以上，而 SLE 发病 15 年内 NHL 发生的危险性较正常人群增加 33%。我院曾总结过 1996～2003 年 7 年间在我院住院的 SLE 患者合并恶性肿瘤的情况，共 9 例，女性为主（8 例），SLE 发病年龄在 24～45 岁，肿瘤发病年龄在 SLE 确诊后 0～24 年。除 SLE 与肿瘤同时发生的 1 例外，其余 8 例在发现肿瘤时 SLE 病情均处于稳定状态。但以泌尿生殖系统肿瘤多见（3 例），只有1例为血液系统肿瘤。该患者SLE病程长，多脏器受累，长期应用CTX，目前原发病稳定，感染证据不足，长时间发热需警惕有无肿瘤的可能。在患者第一次入院后即进行了肿瘤方面的筛查，发现肝内小结节，CT不除外肝癌。但随后的PET检查以及肝组织活检病理均不支持，无法明确并治疗。直到此次入院，发现肺内新发结节斑片影，为我们继续寻找肿瘤提供了新的依据。病理结果证实非霍奇金淋巴瘤（NHL），B细胞性，考虑黏膜相关组织边缘区B细胞淋巴瘤可能性大。至此，患者此次发热的原因已明确，即NHL所致，因此种淋巴瘤发展相对较慢，也可以解释为何在发热近1年后才出现肺部表现。肝脏的病变考虑为肝硬化，其发展如此迅速，可能与SLE肝损害以及应用抗结核药物以及乙肝病毒感染等多因素有关，不能以淋巴瘤解释。我院曾总结近20年来先发自身免疫病后被诊断为恶性淋巴瘤的病例共12例，其中以SS最多（6例），SLE2例，类风湿关节炎2例，皮肌炎和银屑病关节炎各1例。其中2例SLE患者均为SLE诊断后4年分别发展为T和B细胞NHL。Bernatsky等一项多中心研究报道9547例SLE患者，42例发生NHL，汇总标准发病率为3.64，平均间隔时间6.7年。其中以弥漫大B细胞型（52%）为主，小淋巴细胞型（19%），滤泡型（14%），周围T细胞型及MALT淋巴瘤各一例。目前SLE患者进展为恶性淋巴瘤的预测因素报道很少，有人推测继发干燥综合征或抗SSA、抗SSB抗体阳性是其高危因素。

有关治疗方面，应以淋巴瘤治疗为主，该患者为B细胞型，可考虑予CD20单抗治疗。有报道SLE合并NHL在诊断NHL后其5年生存率为46.8%，与单纯NHL患者相比死亡率高，标准化死亡率2.8，预后较差。由于经济等其他原因，该患者放弃了进一步的治疗。

从该病例可看出，对于自身免疫性疾病的患者，发热待查有时是非常困难的，在考虑常见的原发病活动和感染（尤其是结核病）这两种原因外，肿瘤也需得到大家的重视。在没有证据的情况下，密切随诊，积极寻找病理的支持非常重要。以期早期明确诊断，早期治疗，改善预后。

（徐　东）

专家点评

张烜医师：SLE 在治疗过程中出现发热原因复杂多样。正确及时的鉴别诊断是考较风湿科医师临床水平的“试金石”。除需考虑病情活动、感染如结核、真菌、病毒等外，还需警惕肿瘤。根据北京协和医院资料和现有文献报道，SLE 肿瘤发生率高于普通人群。在中国人群中，虽然有很多患者使用远超过美国国立卫生院推荐的环磷酰胺用量，但膀胱肿瘤发生率并不如想象的多。根据北京协和医院资料，更多的需警惕淋巴系统肿瘤和妇科肿瘤如宫颈癌，后者是否与 SLE 患者免疫功能低下 HPV 感染相关有待于进一步研究证实。

第3例 间断发热-关节肿痛-皮疹

病例摘要

患者男性，16岁，因“反复发热、多关节肿痛5年，加重伴皮疹10天”于2008年6月26日入院。患者于2003年7月出现畏寒、高热，伴双手近端指间关节（PIP）、双腕、双膝关节肿痛、颈部活动受限，诊为类风湿关节炎，予以泼尼松40mg qd治疗，症状明显改善，并曾先后不规律应用多种DMARDs药物治疗，但每于泼尼松减至5～10mg qd时发热及关节肿痛即有反复。2006年8月再次发作，我院查ESR 92mm/第1小时，类风湿因子（RF）、抗核周因子（AFP）、抗角蛋白抗体（AKA）、抗环瓜氨酸多肽抗体（anti-CCP）、抗核抗体（ANA）、HLA-B_{27}均阴性，骶髂关节CT见关节面模糊、毛糙及囊性变，双手、双足像见骨质疏松，诊为幼年型类风湿关节炎，予以依那西普（益赛普）25mg 2次/周、甲氨蝶呤（MTX）15mg qw治疗，关节肿痛、发热症状明显好转，但ESR、C反应蛋白（CRP）等炎症指标下降不明显。2007年9日病情反复，改为美罗华（rituximab）治疗，每两周一次，每次500mg，共用两次。但患者发热及关节肿痛无好转，ESR及CRP进一步升高。2008年3月换用英夫利昔单抗（类克）（每次4mg/kg×3次，0、2、6周），同时服用MTX 15mg qw。患者症状明显改善，ESR及CRP降至正常。但第三次应用后1个月（2008年6月16日）患者无明显诱因再次发热，伴畏寒，偶有寒战，体温最高达40℃，伴咽痛、红色充血性片状斑丘疹，主要分布于面部、躯干、上肢，发热时皮疹加重，热退后皮疹减轻，无咳嗽、咳痰，无头痛、尿路刺激症状，无腹痛、腹泻。同时关节肿痛加重，为进一步诊治入院。既往史：否认结核接触史。体格检查：体温40℃，呼吸22次/分，心率105次/分。颈部、躯干、双上肢皮肤见散在片状红色斑丘疹，略高出皮面。双侧腹股沟可触及数个绿豆大小增大浅表淋巴结。双扁桃体Ⅱ度肿大，未见脓点。心肺腹未见异常。双腕、右第一掌指关节、第二指间关节肿胀，压痛（-），双肘、双腕关节活动受限。实验室检查：血常规：白细胞（WBC）16.52×10^9/L，中性粒细胞（N）89.7%，血红蛋白（Hb）116g/L，血小板（PLT）252×10^9/L；尿便常规、肝肾功、乙肝五项未见明显异常。乳酸脱氢酶（LDH）489U/L↑。ESR 86mm/第1小时；CRP 272mg/L↑；补体CH50 62.6U/L↑，C3 181mg/dl↑，C4 43.1mg/dl↑；免疫球蛋白正常，RF、抗CCP抗体、抗核抗体（ANA）、抗dsDNA、抗ENA均（-）；淋巴细胞亚群：B细胞比例升高，NK细胞比例下降，T细胞比例正常。多次血培养、骨髓培养（-）；痰培养、找真菌、抗酸染色（-），T-spot. TB检查（-）；肥达、外斐反应，军团菌抗体、布氏杆菌凝集试验、弓形体抗体IgM、风疹病毒抗体IgM、CMV抗体IgM、单纯疱疹病毒抗体IgM、EBV抗体均（-）；血涂片及骨穿无明显异常。心脏彩超未见异常。胸腹部CT：胸部未见异常，脾大；手关节像：桡腕关节间隙变窄。入院初步诊断：幼年型特发性关节炎（全身型），发热原因待查。入院后予消炎痛栓控制体温无效。考虑原发病活动，2008年7月3日再次应用英夫利昔单抗（4mg/kg）治疗后皮疹好转，关节肿痛减轻，但仍高热。2008年7月7日加用泼尼松龙20mg q12h，效不佳。次日出现胸痛，胸片示右侧少量胸腔积液。考虑结核性胸膜炎可能，予以异烟肼、利福平、乙胺丁醇、阿米卡星 4 联抗结核治疗仍无改善。血白细胞渐升至 $35.55\times10^9/L$，N 93.6%，血白蛋白逐渐下降，最低分别降至 59g/L 及 25g/L，ESR 进一步升高 > 140mm/第 1 小时，并出现双侧胸腔积液及心包积液。血结核培养回报阴性。2008 年 7 月 29 日始予以甲基泼尼松龙 1.0g × 3 天冲击后改为曲安西龙（阿赛松）16mg q12h 并逐渐减量，环磷酰胺（CTX）1.0g 1 次/5 ~ 7 天静脉冲击治疗，同时应用 MTX 10mg/w，环孢素 A 150mg/d，消炎痛栓逐渐减停，2008 年 9 月 10 日起（CTX 累计 7g）体温明显下降，最高低于 38℃；2008 年 10 月起体温正常（CTX 累计 10g），血 WBC 降至正常，ESR、CRP 明显下降，CTX 减为 0.6g/1 ~ 2w。出院诊断：幼年型特发性关节炎（全身型）。2009 年 4 月随访无发热、关节疼痛，CTX 累计 17g。

诊断难点：

患者为难治性幼年特发性关节炎，且长时间应用多种免疫抑制剂及生物制剂，突然出现发热以及新发皮疹，如何分析其原因。

启示：

虽然生物制剂因其效佳近年来得到大家的推崇，成为治疗难治性 RA 的首选，但传统 DMARDs 治疗也会有出人意料的效果，而且价格低，不应被我们所抛弃。

分析与讨论

患者的病例特点：青少年男性，病史 5 年，主要表现为间断发热、对称性、大小关节、多关节肿痛并累及中轴关节，考虑该患者幼年特发性关节炎诊断是明确的。该患者经历过很多免疫抑制药物的治疗，曾经应用了三种生物制剂，前两种效果欠佳，第三种虽然有效，但应用三次后再次出现发热、皮疹及关节肿痛。

患者临床上的诊断疑难点：患者此次发热、皮疹、胸腔积液的原因是什么？患者长期应用激素及免疫抑制剂，在此次发热前曾先后应用过三种生物制剂，且应用英夫利昔单抗是有效的，此次皮疹是新出现的情况，因此我们首先考虑是否存在感染。2006 年来自 9 个随机临床试验的荟萃分析指出，应用英夫利昔单抗和阿达木单抗的患者较应用传统 DMARDs 的患者出现严重感染的危险性增加一倍。患者因疾病本身以及长期应用药物存在免疫功能减低，易合并感染，尤其在激素加量及再次应用英夫利昔单抗出现单侧胸腔积液后。患者发热时间长，血培养、痰培养多次阴性，应用一般抗生素无效，不像普通细菌及真菌感染。查病毒学指标阴性，白细胞增高明显，发热时间长，也不符合病毒感染的特点。因而我们把注意力集中到有无结核感染上。我国是全球 22 个结核病高负担国家之一，有结核病患者 450 万人，其中开放性肺结核患者高达 200 万。据估计，我国每年新发肺结核患者 145 万人，约有 13 万人因结核病死亡。而国外资料显示，应用英夫利昔单抗后结核的发生率增加。ELISPOT 作为一种新的结核方面的检查，研究显示对结核的敏感性为 83%，显著高于皮试的敏感性 63%。在小于 3 岁，合并 HIV 感染及营养不良的儿童中，皮试的敏感性显著下降，而 ELISPOT 的敏感性没有显著性改变。但对于应用免疫抑制剂患者的敏感性和特异性目前暂无资料，但患者胸腔积液迅速变为双侧，PPD 皮试、多次血、痰结核培养及 ELISPOT 检查均阴性，抗结核治疗无效，都不支持结核的诊断。

患者原发病为自身免疫性疾病，治疗困难，既往多种药物治疗效果不佳，这类患者要警惕有无肿瘤的情况，尤其是患者曾长时间应用肿瘤坏死因子α（TNF-α）拮抗剂。有报道，RA合并霍奇金淋巴瘤和非霍奇金淋巴瘤的发生率明显增高，也有发展为白血病和多发性骨髓瘤的可能性。而生物制剂TNF-α拮抗剂及抗体的应用进一步增加了恶性淋巴瘤的发生率。2004年Wolfe研究应用生物制剂治疗发展为淋巴瘤的标准化发病比是2.9，英夫利昔单抗是2.6，依那西普是3.8。而未用MTX及生物制剂为1.0。但该患者入院后多次行影像学检查、骨穿及活检未发现淋巴瘤及实体肿瘤的证据，目前也不支持。

因此，我们又把目光集中在原发病的活动上。患者此次发病新出现的皮疹与发热关系密切，符合Still病的皮疹表现，而再次发热也是出现在第4次应用英夫利昔单抗之前，需考虑有无原发病的复发。Svenson M等报道，应用英夫利昔单抗治疗的第6周即可检测到抗英夫利昔单抗抗体，治疗3个月后可以检测出抗Fab抗体，后者是直接影响英夫利昔单抗功能的中和性抗体。因此，出现英夫利昔单抗的继发耐药，需缩短给药时间间隔或增加给药剂量以达到原先的效果。该患者应用类克的前三次病情稳定，但3个月后出现病情反复，应用原剂量英夫利昔单抗效不佳，需考虑继发耐药。因考虑患者既往多种生物制剂效果不佳以及经济原因，我们直接回归到传统的DMARDs治疗方案，在应用一段时间后取得了效果，患者症状缓解，炎性指标下降。

本例提示，虽然目前生物制剂由于其突出的抗炎及逆转骨破坏的效果越来越得到大家的推崇，但其也存在着继发耐药以及增加感染和肿瘤概率的情况。传统DEMARDs药物也是难治性类风湿关节炎的一种治疗选择，而且价格低，不应被我们所抛弃。

（徐　东）

专家点评

曾小峰医师：一部分难治性幼年特发性关节炎用常规的方法治疗疗效差，常需一些试验性治疗。虽然有报道生物制剂对一些难治性关节炎治疗有效，但从本例治疗看，生物制剂也不是万能的。本例治疗成功的经验就是在临床上要密切观察患者体征的变化与用药及实验室检查结果的关系，从而得出正确的判断。此外应认识到生物制剂的局限性，当生物制剂治疗无效时用其他免疫抑制剂及DMARDs药仍然可以有效。

第4例 雷诺现象－失语、肢体无力

病例摘要

患者女性，38岁。因“雷诺现象6年，发作性失语、肢体运动障碍2年”于2008年6月20日入院。患者2002年起出现双手雷诺现象，伴双足遇冷后麻木，渐感指端皮肤肿胀、稍有变硬，未诊治。2006年4月起无诱因出现头晕，伴恶心、非喷射性呕吐及一过性黑蒙，测血压正常。2006年4月28日突发言语不能、口角歪斜，于当地行脑动脉数字血管造影（DSA）示：左侧大脑中动脉M1段血栓栓塞、M2段狭窄50%~60%（图4-1），予以经导管局部溶栓及抗凝、抗血小板治疗后闭塞血管再通，症状好转。期间查血、尿常规、C反应蛋白（CRP）正常，抗核抗体（ANA）1∶3200（颗粒型）1∶100（核仁型），抗可提取性核抗原抗体（ENA）、抗dsDNA、类风湿因子均阴性；考虑结缔组织病，予泼尼松10mg/d、羟氯喹100mg/d及肠溶阿司匹林、钙离子拮抗剂治疗。患者头晕、失语症状未再发作，但手足雷诺现象无变化。此后泼尼松逐渐减量，至2007年5月停用泼尼松及羟氯喹。2008年5月19日患者再次发作一过性左侧肢体无力，持续约2分钟自行缓解。为进一步诊治入我院。发病以来间断口腔溃疡，否认外阴溃疡；有口干、进干食需水送服，无眼干、腮腺肿大；无发热、光过敏、皮疹，无反酸、吞咽困难。既往无高血压、糖尿病史，否认吸烟、病态妊娠史，家族史无特殊。

体格检查：血压115/75mmHg，手指肿胀、双手指及手背皮肤变硬，可见甲周红斑，无毛细血管扩张、皮下硬结；鼻唇沟对称、伸舌居中，口腔多发龋齿；心、肺、腹无异常；关节无肿胀、压痛，外周血管搏动正常，四肢肌力正常，病理反射未引出。实验室检查：血尿常规、肝肾脂全均正常，血沉（ESR）6mm/第1小时，CRP、补体及免疫球蛋白定量正常；自身抗体：ANA+散点型1∶640，抗着丝点抗体（ACA）1∶640；抗dsDNA、抗ENA、抗中性粒细胞胞质抗体（ANCA）、抗Scl-70、抗心磷脂抗体及狼疮抗凝物均阴性。口腔科会诊：唾液流率0.01ml/min低于正常；眼科会诊：Schirmer R 0mm/5min↓，L 0mm/5min↓，BUT R 4s↓，L 3s↓，符合干眼症；唇腺活检病理示腺泡轻度萎缩，小导管扩张，腺泡及导管周围见灶性及散在淋巴细胞、浆细胞浸润。头颅MRA：左侧大脑中动脉M1段重度狭窄或闭塞，大脑后动脉远端重度狭窄；右侧大脑前动脉起始部及A1段、大脑后动脉P1段狭窄。颅内动脉多发狭窄或闭塞，结合病史考虑血管炎不除外（图4-2）。头颅MRI：双额顶叶皮层下、侧脑室旁及右侧壳核多发斑点状长T2信号，结合MRA考虑缺血性改变可能大。下肢动脉彩超：左侧胫前动脉下段闭塞伴侧支形成，左侧足背动脉频谱呈狭窄下游改变。下肢静脉超声及颈部血管彩超未见异常。食管+上消造影（-）。双手双足X线（-）。甲褶微循环检查：大部分动、静脉显著扩张，袢顶淤滞，红细胞聚集，可见多处出血。总积分6.40分，明显异常。考虑患者有系统性硬化、CREST可能、继发干燥综合征（SS），予以泼尼松10mg qd、环磷酰胺0.2g qod、羟氯喹0.2g bid、拜阿司匹林0.1g qd治疗，未再发作头晕等不适。随访1年，病情稳定。

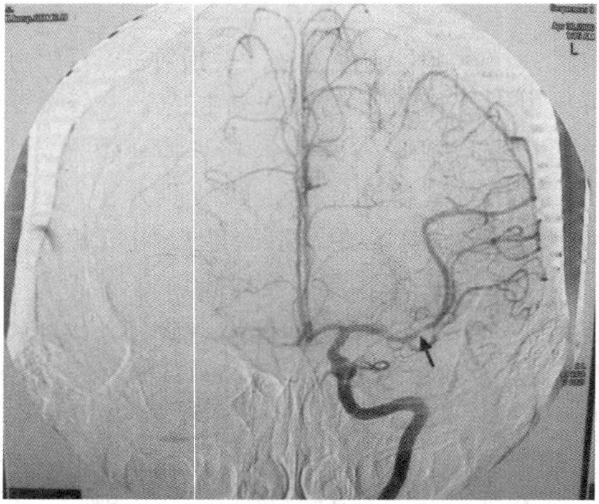

图 4-1　2006 年 4 月，患者突发失语、口角歪斜后，脑动脉 DSA 显示左侧大脑中动脉 M1 段血栓栓塞（箭头所指）、M2 段狭窄 50%～60%

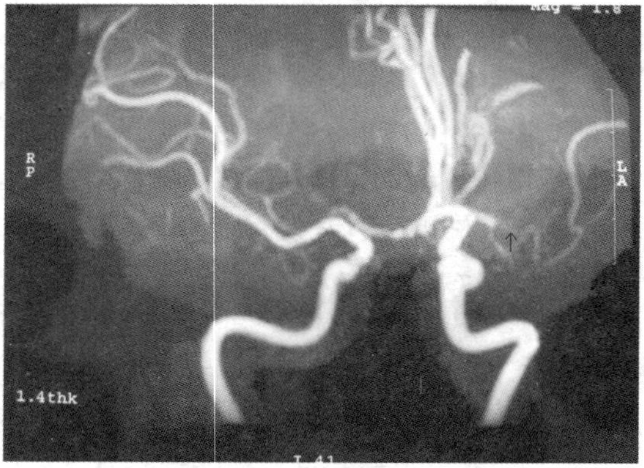

图 4-2　2008 年 6 月，患者住院期间头颅 MRA：左侧大脑中动脉 M1 段重度狭窄或闭塞（箭头所指），大脑后动脉远端重度狭窄；右侧大脑前动脉起始部及 A1 段、大脑后动脉 P1 段狭窄。印象：颅内动脉多发狭窄或闭塞

分析与讨论

本患者为青年女性，慢性病程。主要表现为反复脑血管栓塞发作和手足雷诺现象两方面症状，有 ANA 多次高效价阳性、ACA 阳性。入院后行口腔科、眼科检查及唇腺活检诊断干燥综合征，但患者以雷诺现象起病，有 ACA 阳性、手指皮肤肿胀变硬、甲褶微循环显著血管扩张等表现，系统性硬化可以诊断，CREST 综合征（C：钙质沉着；R：雷诺现象；E：食道功能低下；S：指端硬化；T 毛细血管扩张）可能性大。但系统性硬化造成脑血管栓塞的相关报道较为少见。

结缔组织病并发血管炎以系统性红斑狼疮（SLE）、SS、类风湿关节炎（RA）较为多见，系统性硬化合并血管炎较少见。19 世纪 70 年代开始陆续有系统性硬化合并脑血管病变的个案报道。Kanzato N 报道病变血管活检显示血管壁增厚及单核细胞浸润，证实系统性硬化患者脑血管受累是自身免疫性血管炎的表现。有学者认为系统性硬化患者中枢神经系统的表现是病程后期、累及多系统的表现，尤其与肾脏损害和高血压相关，而无相关表现的极少。但也有报道一例以右侧肢体瘫痪、局灶性癫痫、视神经损害和指端坏死为主要表现的系统性硬化患者，并未出现高血压及肾脏损害表现，也没有心脑血管病危险因素。

Nobili 和 Cutolo 等人在 1997 年总结了 27 例无神经系统症状及其他相关并发症（高血压、肾脏损害等）的系统性硬化患者，通过^{133}氙清除的方法测定其局部脑血流（rCBF），发现 52% 的患者可发现大脑动脉的灌注不足，并且 rCBF 的减低与其甲褶微循环的状况相关。认为系统性硬化患者很多处于脑灌注减低的亚临床状态，这与其微循环的改变相平行。随后，在2000年他们又进一步总结了40例系统性硬化患者（无高血压、肾脏损害等），发现52%的患者在SPECT检查中发现脑血流减少，57%的患者在MRI检查中发现脑血流减少，而脑血流减少与患者的年龄、疾病分期、心脑血管危险因素以及周围微循环的改变是不相关的，是系统性硬化患者独立的一个病理过程。值得注意的是这些病例中只有一名患者有过轻微认知功能障碍，其他患者无相关神经系统异常表现。这也提示我们系统性硬化患者可能有相当一部分处在脑血流减少的亚临床状态，在临床上怀疑结缔组织病，有脑梗死表现的患者要考虑到这一可能。

治疗方面，因考虑其发病机制仍与血管炎相关，但目前炎症并不明显，因此继续应用小剂量泼尼松，并加强了免疫抑制治疗（环磷酰胺、羟氯喹），症状好转，未再发作脑梗死。亦有文献报道糖皮质激素和环磷酰胺治疗有效，但目前尚无大型的临床试验报道。

总之，在系统性硬化患者中，部分可能合并脑梗死症状甚至以脑梗死症状为首发表现。已有报道证实在系统性硬化患者中很多存在脑血流减少的亚临床状态。这提示我们对于怀疑结缔组织病、无心脑血管事件危险因素，而出现脑梗死症状的患者，除SLE、SS、RA等常见病外，要想到系统性硬化的可能。对于这类患者，使用糖皮质激素和环磷酰胺的治疗可能是有效的。

（白　炜　徐　东）

专家点评

曾小峰医师：系统性硬化（SSC）在国外属孤儿病也即是少见病，目前对系统性硬化的研究还不深入，对其临床的认识也不足。针对SSC目前大家关注的主要的是在皮肤及心、肺、血管、肾。但本例提示SSC患者也可引起中枢神经系统的损害。因此大家在今后的临床中要重视SSC的中枢神经系统受累，并不断积累经验。

第5例 鼻出血－腰痛－血便、口眼干、皮疹－下肢酸胀－腹痛

病例摘要（病例1）

患者男性，36岁，因“反复鼻出血6个月，腰痛2个月，双下肢皮疹1个月”于2007年3月20日入院。患者于2006年9月反复出现鼻出血，双上肢关节痛，10月底查血常规（－），尿常规：红细胞25/μl，蛋白（PRO）0.3g/L；免疫球蛋白G（IgG）19.03g/L，补体C3 0.34g/L，C4 0.05g/L，血沉（ESR）85mm/第1小时，2次查抗Sm抗体、抗SSA抗体、抗核抗体（ANA）、抗dsDNA抗体均阳性，诊为系统性红斑狼疮（SLE），予泼尼松30mg/d，羟氯喹100mg/d，治疗后症状减轻。2007年1月14日患者突然出现左腰部持续性疼痛、晕厥、查血常规：血红蛋白（Hb）113g/L，血小板（PLT）50×10^9/L，CT示左腹膜后血肿（图5-1）。术中见腹膜后巨大血肿，左肾上腺区渗血明显，术后停用激素，复查PLT正常。1个月前出现下肢紫癜样皮疹。3月8日因心悸、鼻出血于我院查血常规：Hb 76g/L，PLT 1×10^9/L，24小时尿蛋白3.4g，ANA 1∶1280，抗dsDNA 1∶10/398IU/ml，抗Sm抗体1∶64，抗RNP抗体1∶64，抗心磷脂抗体（ACL）（＋＋＋＋），狼疮抗凝物（LA）77s，IgG 23.4 g/L，C3 36.8mg/dl，C4 ＜1.67mg/dl，C反应蛋白（CRP）4.21mg/L，ESR 89mm/第1小时，诊为SLE、继发抗磷脂综合征（APS），予甲基泼尼松龙1g×3天后改为泼尼松每千

克体重1mg/d及对症治疗。为进一步诊治入院。既往体健。家族史（－）。入院查体：一般状况可，下肢见陈旧性皮疹，心肺腹（－），关节（－）。入院后继续泼尼松每公斤体重1mg/d及环磷酰胺治疗，3月28日患者无明显诱因出现上腹痛、恶心、呕吐，腹泻暗红色血性稀便。查体：腹偏硬，全腹压痛、反跳痛（+）。查PLT 59×10^9/L，腹部血管DSA未见明显异常。腹穿抽出不凝血性液体，予急诊手术，术中发现切口下肠管粘连，小肠（距Treitz韧带80cm处）增宽，肠壁增厚表面暗红色、渗出多，距肠7cm系膜内水肿、片状坏死，分离粘连小肠，行病变小肠切除、肠吻合术，病理为黏膜内及浆膜下弥漫片状出血，黏膜下层水肿，伴淋巴细胞、浆细胞浸润，肠系膜血管高度扩张充血伴片状出血。考虑消化道出血为APS致急性肠坏死后出血，术后予以小剂量低分子肝素抗凝，继续激素及CTX治疗，患者病情平稳出院。随诊2年病情稳定。

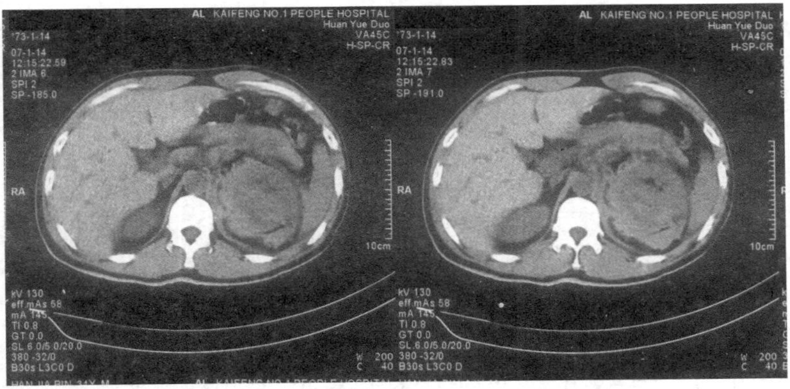

图5-1　病例5腹部CT：左腹膜后血肿

病例摘要（病例2）

患者女性，56岁，因“口干、眼干1年余，双下肢皮疹8个月，下腹痛1个月”于2007年3月7日入院。患者2006年3月出现口干、眼干、脱发，7月起反复出现双下肢紫癜样皮疹。2007年2月3日感左下肢酸胀发麻，渐加重。2月8日晨突发左下腹疼痛，超声示盆腔内膀胱前方无回声，大小3.7cm×3.4cm×2.5cm。当日夜间再次出现左下腹疼痛，坐位站起后出现意识丧失1~2分钟，血压83/61mmHg，心率103次/分；血常规：PLT $79\times10^9/L$，Hb 141g/L（2月3日）→83g/L（2月8日），复查腹部超声示膀胱前方强回声包块，较前增大（6.7cm×6.3cm×2.8cm），伴少量腹腔积液，CT引导下行盆腔肿物穿刺抽出不凝血性液体20ml（图5-2）。查ANA+HS 1∶640，抗dsDNA阴性，抗SSA 1∶64，ESR 53mm/第1小时，ACL（++++），予泼尼松每千克体重0.5mg/d、羟氯喹治疗。10日晨出现左腿痛胀加重、皮温升高，血管超声示左下肢深静脉及肌间静脉血栓形成，左侧髂总、髂外静脉血栓形成，双下肢动脉未见明显异常，复查膀胱肿物无增大，予以速碧林（低分子肝素钙）抗凝并收入病房。患者起病后精神稍差，饮食可。既往体健，否认不良妊娠史。入院查体：生命体征平稳，心肺（－），腹软，左下腹及可疑包块，无压痛，左下肢肿胀，皮温轻度增高。入院查IgG 17.9g/L，C3 58.0mg/dl，C4 11.7mg/dl，抗中性粒细胞胞质抗体（ANCA）（－），LA（－）。V/Q显像：部分右肺上叶尖、前段、下叶背段、前、外基底段灌注减低，与通气不匹配，肺栓塞高度可疑；轻度肺动脉高压。眼科检查符合双干眼症，口腔科检查正常。考虑原发性干燥综合征，继发 APS，深静脉血栓，盆腔血肿，继续激素、羟氯喹及抗凝治疗，膀胱前血肿较前缩小，左下肢血栓较前明显缩小，症状好转出院。随诊 2 年病情稳定。

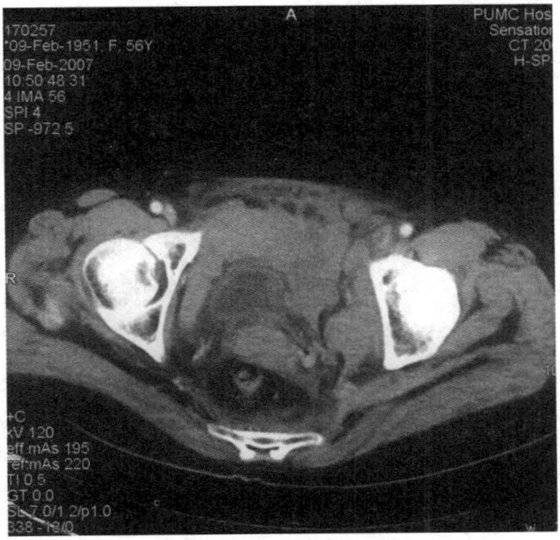

图 5-2　病例 6 腹盆腔 CT：膀胱前壁走行分布软组织影，左侧更饱满

分析与讨论

抗磷脂综合征是一种非炎症性自身免疫性疾病，1988 年 Asherson 诊断标准为：①临床表现：静脉血栓、动脉血栓、习惯性流产、血小板减少；②实验室检查：IgM/IgG-ACL（中、高水平）、LA 阳性；③确诊条件：a. 病程中至少有 1 个临床表现及 1 个实验室阳性指标；b. aPL 需 2 次阳性，时间间隔 >3 个月。

根据有无原发病分为继发性抗磷脂综合征（SAPS）和原发性抗磷脂综合征（PAPS），继发的原因常见为肿瘤、感染、药物及其他自身免疫性疾病，如系统性红斑狼疮等。上述两例均符合继发APS诊断标准。

病例5的病例特点为青年男性，病程6个月，主要表现为皮疹、蛋白尿、血小板降低以及内脏出血。病程中有两次出血：①左侧肾上腺出血；②消化道出血，伴有肠坏死表现。出血时虽有血小板的减少，但无法以此来解释内脏器官的出血。有ANA、抗dsDNA、抗Sm抗体阳性以及抗磷脂抗体阳性，系统性红斑狼疮、狼疮肾炎、继发抗磷脂综合征诊断成立。

病例6的病例特点为中老年女性，病程1年，主要表现为口眼干、皮疹、静脉血栓及出血。眼科检查支持眼干燥征，抗SSA抗体阳性，ACL强阳性，诊断原发性干燥综合征，继发APS成立。

这两例的共同点是均为结缔组织病合并继发APS，而且都有内脏器官的出血。一般而言，APS以动静脉血栓为主要表现，在血小板高于$50 \times 10^9/L$，未用抗凝治疗的情况下出现脏器出血该如何解释？此种情况下是否应用抗凝治疗呢？

APS中非抗凝所致出血多见于灾难性抗磷脂综合征（CAPS）。APS患者中约1%发展为CAPS，感染可能是其诱因。CAPS常累及的脏器有肾脏、肺、皮肤、心脏、消化道、肝脏、肾上腺和大脑，出现广泛的微血栓形成伴随自发内皮的损伤和小血管的梗死从而导致出血。而非CAPS合并出血临床较为少见，多数认为出血与微血栓形成有关。目前国内外的报道均为个案，出血的部位有视网膜玻璃体、心肌、肾上腺、硬膜下、脑实质、腰肌等，均为血栓栓塞后出血。最常见的是肾上腺出血，推测与肾上腺血栓栓塞梗死，造成肾上腺静脉压力增加和（或）由于肾上腺独特的血管解剖基础有关：由3支动脉分出60

多个分支供血，仅通过一条静脉回流。Gerner 等报道一例 PAPS 患者，首发表现为腹膜后血肿，与腹膜后的脏器无明显解剖联系，出凝血功能正常，肾上腺体积增大，推测出血是因为肾上腺的静脉微血栓继发引起，如果双侧肾上腺均受累有可能出现肾上腺功能衰竭，这常常意味着 90% 的肾上腺皮质受到破坏。Le 等进一步指出如 APS 的患者出现肾上腺结构或功能异常需要检查是否有双侧肾上腺的出血，对出现肾上腺功能不全的患者病因诊断中需考虑抗磷脂综合征。

在病例 5 中，第二次出血为消化道，虽然未看到明确血栓，结合病理见到肠系膜坏死表现，我们认为出血原因可能为肠系膜微血栓形成后导致肠坏死出血。病例 6 中，病程中出现无法以其他原因解释的膀胱前血肿。该患者有左髂静脉血栓，影像学检查提示血肿位于膀胱前偏左侧，我们推测其出血原因：从解剖学上，右髂总动脉跨越左髂总静脉，对左髂总静脉有一定的压迫，在此基础上如再存在髂总静脉近端和（或）下肢深静脉栓塞，可能导致左腹沟区的静脉回流压力增加，从而导致管壁薄弱的毛细血管或者微小静脉血管破裂或渗血，引起腹腔出血。

在 APS 继发出血的情况下如何调整治疗目前无相应的文献报道。国外个例报道中治疗方案对于原发性 APS 均为抗凝，是否应用激素仍有争议。而对于继发 APS 则在抗凝的同时应用激素和免疫抑制剂治疗。有报道羟氯喹有抗血小板聚集作用，保护患者避免血栓形成，提高 SLE 患者生存率，因此目前在 APS 患者中推荐联合使用。本文的两例患者在治疗原发病的基础上都应用了抗凝治疗，症状好转。因 APS 易合并血小板下降，尤其是在由于微血栓形成导致出血时，抗凝有利于栓塞的缓解，但同时也可能会加重出血，因此抗凝时机的选择对于患者的治疗及预后尤为重要，需要在今后进一步总结加以研究。

（李　全　徐　东）

专家点评

曾小峰医师：本文两病例均为结缔组织病继发 APS，并出现了不同部位的出血倾向，而抗凝治疗是原发性（继发性）APS 治疗方案的重要组成，那么，在出血之后是不是就停止抗凝呢？经治医师在阐述了 APS 并出血的机制——内皮损伤、微血栓栓塞的继发性出血后坚持抗凝，取得较好的疗效。说明临床现象需要知其然，更需要知其所以然。

第 6 例　皮疹 – 关节肿痛 – 胸闷、主动脉壁增厚、主动脉瓣关闭不全

病例摘要

患者男性，44 岁，因“皮疹 20 年、多关节肿痛 10 年，胸闷 1 年”于 2008 年 8 月 26 日入院。患者于 1988 年出现皮疹，红色斑片状、高出皮面、表皮增厚、有脱屑，脱屑后可见下面红色出血点，主要分布于头皮、脐周、背部、肘、膝、小腿。外院诊为“银屑病”，予外用药（具体不详）治疗效果不佳。1998 年患者出现右膝关节、右足背及趾肿痛，当地医院予中药治疗（具体不详）后关节肿痛好转。2003 年出现腰部疼痛及活动受限，晨僵，活动后减轻，伴有双髋关节疼痛、活动受限，右膝关节肿痛，右足趾肿痛呈腊肠样，考虑“银屑病关节炎”，予以双氯芬酸钠治疗，症状减轻。此后间断外周关节肿痛，先后包括掌指关节、足趾趾间关节、肩关节等，均为单侧、非对称出现，予以对症治疗 1 周左右可好转。2007 年患者开始间断出现胸闷、心前区压迫感，多于较重体力活动时出现，休息或服用硝酸甘油后数分钟可缓解。2008 年 8 月 2 日症状加重，于外院就诊，超声心动图（UCG）：主动脉瓣缘增厚，重度主动脉瓣关闭不全伴轻度狭窄，左心室扩大。冠脉 CT：未见粥样硬化斑块及狭窄。2008 年 8 月 13 日行主动脉瓣（机械瓣）置换术，过程顺利，术中见主动脉瓣瓣叶增厚、瓣缘卷曲、交界粘连，主动脉壁增厚。瓣膜病理纤维组织变性。因考虑大动脉炎术后予泼尼松 10mg qd、华法林抗凝及地高辛、阿替

洛尔；利尿、补钾等治疗，患者未再发作胸闷，UCG 显示机械瓣功能良好，未见瓣周漏。为进一步明确主动脉瓣关闭不全的原因收入院。患者否认发热，无口腔、外阴溃疡。否认头晕、头痛、视力障碍，否认间歇性跛行。

入院查体：生命体征平稳，背部、双下肢皮肤散在色素沉着斑，背部少数皮疹表面有轻度鳞屑。右手示指指甲增厚、变黄。左侧肩关节轻压痛，上举轻度受限。左足第 2、3、4 趾趾间关节不能伸直。脊柱活动明显受限：颈椎前屈、后伸受限，枕墙距 6cm，胸廓活动度 2.0cm，Schober 试验（+），指地距 35cm，4 字试验双侧阴性，骨盆侧压试验（-）。实验室检查：血常规：血红蛋白（Hb）107g/L，余正常；尿常规正常；三全：谷丙转氨酶（ALT）78U/L↑，谷草转氨酶（AST）42U/L↑，余正常；血脂：胆固醇（TC）5.84mmol/L↑、三酰甘油（TG）3.03mmol/l↑、低密度脂蛋白（LDL）3.85mmol/L↑；超敏 C 反应蛋白（hsCRP）4.66mg/L↑；免疫球蛋白、补体正常；C 反应蛋白（CRP）3.9mg/L↑；血沉（ESR）17mm/第 1 小时；抗核抗体（ANA）、抗 dsDNA、抗环瓜氨酸多肽抗体 CCP（-）；HLA-B_{27}（+）；胸部 X 线、腹部 B 超：未见异常；腰椎 X 线：椎体骨质增生，明显的骨桥形成（图 6-1）；双肩关节 X 线：未见异常；双手 X 线：

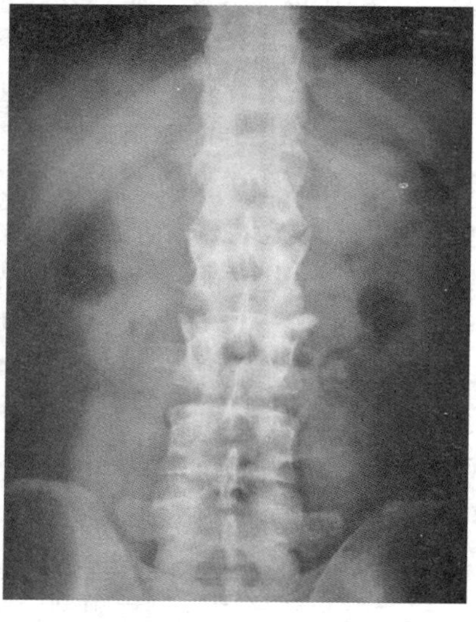

图 6-1　腰椎 X 线：椎体骨质增生，明显的骨桥形成

双手拇指远节指骨囊状低密度影，多个掌指指端边缘骨皮质不规则；双足 X 线：双足拇趾趾间关节面下小片低密度影，骨质疏松；双侧骶髂关节 CT：双侧骶髂关节面模糊，关节面下见囊性变及硬化，关节间隙变窄。UCG：主动脉瓣人工机械瓣置换术后，瓣膜功能正常，二叶瓣后叶瓣环增厚；颈总动脉、主动脉弓、胸腹主动脉 CT（CTA）：升主动脉根部管壁增厚，降主动脉、腹主动脉硬化斑块形成（图 6-2）。瓣膜病理片我院会诊结果：瓣膜退化及变性改变。考虑银屑病，银屑病关节炎诊断明确，瓣膜病变、主动脉壁增厚与银屑病有关，继续用泼尼松 10mg qd、华法林抗凝治疗，并加用依那西普（益赛普）25mg 皮下注射 2 次/周，甲氨蝶呤 7.5mg qw，雷公藤多苷 2 片 tid。门诊随诊近 1 年，患者病情稳定，炎性指标正常，UCG、CTA 无明显变化。

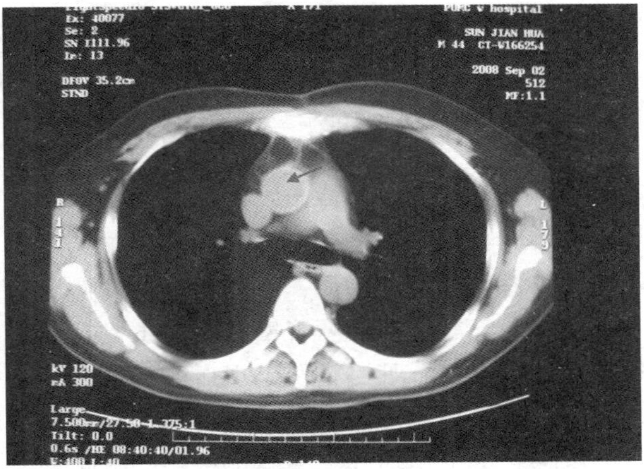

图 6-2　CTA 见升主动脉管壁增厚

分析与讨论

患者中年男性，临床表现主要为3方面：①皮疹：病史20年，表现为脱屑、脱屑后的点状出血，主要分布在头皮、脐周等部位，有指甲表现，是较典型银屑病皮疹；②关节肿痛：病史10年，外周及中轴关节均有受累，有腊肠趾。影像学可见骨桥形成以及外周关节骨破坏的表现；③心血管系统表现：是此次入院的主要原因。病史1年，表现为劳力相关的胸闷、心前区压迫感，影像学及术中均发现主动脉瓣增厚，升主动脉根部管壁增厚。结合上述表现，患者有明确银屑病，非对称性多关节炎，RF（-）、HLA-B27（+），根据Fournié标准，考虑银屑病、银屑病关节炎（单关节炎型+脊柱关节病型）诊断明确。但心瓣膜病变以及升主动脉根部管壁的增厚是什么原因呢？

常见的可引起主动脉瓣病变的疾病有：①风湿性心脏病：多幼年时有风湿热病史，单累及主动脉瓣者很少，多数有二尖瓣受累，本患者既往无明确的相关病史，二尖瓣无病变，而且风心病无法解释升主动脉壁增厚；②老年退行性瓣膜病变：本患者中年发病，而且瓣膜及动脉管壁增厚均不支持此病；③贝赫切特综合征：可累及心脏瓣膜及出现血管病变，但本患者无口腔、外阴溃疡及眼病病史，不支持贝赫切特综合征诊断；④大动脉炎：该患者术中见到升主动脉壁增厚，因此曾考虑大动脉炎予以泼尼松治疗。但大动脉炎多见于青年女性，常伴有发热、乏力等全身症状，有多发动脉壁的增厚、动脉狭窄和（或）扩张，因升主动脉扩张可造成主动脉关闭不全，单纯升主动脉受累罕见。本患者为中年男性，既往无相应病史，全身大动脉的影像学检查也未见到其他动脉的病变，其主动脉关闭不全是由于瓣膜本身病变造成，而非主动脉扩张造成的相对关闭不全，而且从瓣膜病理看无任何炎症细胞浸润的表现，因此诊断大动脉炎证据不足。

因此，我们倾向于以一元论来解释患者瓣膜及升主动脉根部增厚的原因。血清阴性脊柱关节病是一组有着相似特点、相互关联的多系统性疾病，该组疾病的特点是血清类风湿因子一般阴性，具有家族聚集倾向，累及脊柱关节和/或外周关节以及关节周围组织，并可伴发特征性的关节外表现，包括常见的肌腱末端炎、急性前色素膜炎、皮肤黏膜损害以及少见的主动脉根部、心脏传导系统和肺尖部病变，且与 $HLA\text{-}B_{27}$ 相关。以往认为脊柱关节病的心血管系统受累较少，但近年来大量资料显示存在不同程度的心血管受累，其发生也与 $HLA\text{-}B_{27}$（+）相关。脊柱关节病的心血管受累表现包括升主动脉炎、上行性主动脉瓣膜下纤维化、主动脉瓣关闭不全、二尖瓣脱垂、二尖瓣关闭不全和传导阻滞（房室、束支传导阻滞）、心肌病和心包炎等，临床症状常较隐匿。有报道 5.7% 的银屑病患者出现心瓣膜功能不全，<4% 的银屑病患者出现主动脉瓣关闭不全。Kochbati S 等人的前瞻性对 50 名平均年龄 38 岁的血清阴性脊柱关节病患者行心血管系统筛查发现，心脏受累的有 5 例（10%），主动脉瓣关闭不全的有 2 例（6%），二尖瓣关闭不全的有 2 例（4%），但患者无相关临床症状。此外，也有报道强直性脊柱炎（AS）患者中心血管受累可高达 10%，其中主动脉瓣关闭不全 2.4%。认为主动脉瓣关闭不全和传导阻滞是 AS 心血管受累最常见的表现，建议对脊柱关节病患者行心血管系统筛查。Bergfeldt L 等人对 91 名单纯主动脉瓣膜反流的患者进行研究，发现 $HLA\text{-}B_{27}$ 相关炎症反应可能是 15%～20% 不同程度单纯主动脉瓣反流患者的潜在原因。另外 88% 的患有主动脉瓣反流及严重传导阻滞的患

者 HLA-B_{27}（+），认为 HLA-B_{27}不仅与某些免疫病相关，而且与主动脉瓣反流及严重传导阻滞相关。此外，Qaiyumi S 等人对100名单纯主动脉瓣关闭不全（AI）患者进行流行病学调查，发现7名患者诊断为血清阴性脊柱关节病（4名AS，3名Reiter），均为 HLA-B_{27}（+），其中6名患者存在心脏传导系统障碍，89名患者无脊柱炎证据，其中仅有5名 HLA-B_{27}（+）。

银屑病心血管受累可表现为主动脉炎、主动脉瓣关闭不全、心脏传导异常、心包炎等，甚至有报道在进展性 SpA 中51.3%的患者有主动脉炎，但有关升主动脉壁增厚的报道未见。考虑银屑病主动脉炎可造成主动脉壁增厚。主动脉瓣关闭不全主要为主动脉壁和主动脉瓣的炎症和瘢痕，以及主动脉中层病变致瓣膜根部扩张，而引起主动脉瓣反流。此患者近一年出现劳力性心绞痛症状，术中发现主动脉瓣缘增厚，瓣缘卷曲、交界粘连，重度主动脉瓣关闭不全伴轻度狭窄，升主动脉管壁增厚。瓣膜病理诊断为纤维组织变性，符合银屑病心血管受累的表现。

有关治疗方面，因患者仍有炎症指标（CRP）的轻度升高及升主动脉壁增厚，有关节炎，且刚进行手术，为避免炎症造成伤口不愈合，虽然激素对银屑病皮疹不利，我们仍继续应用少量激素，并加用了针对银屑病关节炎的治疗——生物制剂和 MTX 及雷公藤多苷缓解炎症。随诊近一年患者关节及心脏病变均稳定。但目前尚无针对心血管方面治疗方案的报道，这些药物对于皮疹及关节病变有效，但是对于瓣膜病变作用如何还没有这方面的经验。值得注意的是，由于心脏损害常隐匿发病而无明显的临床症状，建议对晚期血清阴性脊柱关节病（SpA）患者定期进行心电图和超声心动图检查。对出现心脏瓣膜病变、传导阻滞、心包积液者，应在针对 SpA 治疗的同时，及时给予相应处理。主动脉瓣严重反流者应行瓣膜置换术。因完全房室传导阻滞而出现阿－斯综合征者需安装起搏器治疗。对合并感染性心内膜炎的患者应给予敏感抗生素治疗。

（苟丽娟　徐　东）

专家点评

曾小峰医师：临床上对于有大血管受累的患者常常考虑其有系统性血管炎的可能，尤其是大动脉炎、贝赫切特综合征、结节性多动脉炎及巨细胞动脉炎。而本例提示银屑病也可引起心血管受累。因此临床上在进行鉴别诊断时应对银屑病进行鉴别。

第7例 发热、视物不清-头痛、关节肿痛

病例摘要

患者女性，18岁。因“低热伴左眼视物不清4个月，头痛、关节肿痛半个月”于2007年2月28日入院。2006年10月患者无明显诱因出现左眼视物模糊、变形，无复视，当地查双眼远近视力分别为：L 0.12/0.25，R 0.5/1.0，视野正常。同时伴午后低热，体温最高37.5C，偶有畏寒，无咳嗽、盗汗等。曾查血沉、C反应蛋白均在正常范围内。纯化蛋白衍生物（PPD）试验（++）。既往视力正常，无眼外伤和眼病史。眼科行荧光素眼底血管造影示：左眼神经上皮下浆液脱离，视网膜上皮层隆起（图7-1），考虑“左眼多灶脉络膜炎性病变，脉络膜炎（双眼），结核不除外”，给予泼尼松50mg/d口服、抗结核及盐酸倍他洛尔滴双眼治疗。患者未服抗结核药，单纯服用泼尼松，1个月后体温正常，复测眼压较前降低（不详），自觉视力有所恢复，激素逐渐减量。2007年2月28日再次出现发热，伴头痛、恶心，无呕吐，视力再次减退，左膝关节肿痛，无咳嗽、咳痰、腰痛、口腔溃疡、外阴溃疡及皮疹，为进一步诊治收入我科。病来精神饮食差，体重改变不明显。既往体健，否认结核史及结核接触史，家族史无特殊。

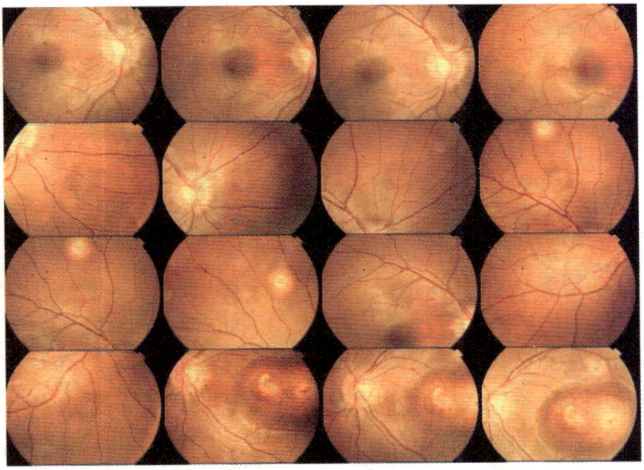

图7-1　荧光素眼底血管造影：左眼神经上皮下浆液脱离，视网膜上皮层隆起

入院查体：体温37.1℃。意识清楚，双侧瞳孔等大，对光反射灵敏。颈轻度抵抗，颏胸距2指。浅表淋巴结不大。双肺呼吸音粗，心脏无异常发现。肝脾未触及。Kering征（-）。左膝关节肿胀，压痛（+），浮髌征（+）。实验室检查：血常规、尿常规正常。血沉38mm/第1小时。HLA-B_{27}、抗核抗体（ANA）、抗ENA、抗中性粒细胞胞质抗体（ANCA）、类风湿因子（RF）、抗核周因子（APF）、抗角蛋白抗体（AKA）均（-），抗结核抗体（-）；PPD：硬结15mm；血培养、骨髓穿刺和骨髓培养均未见异常。腰穿示：颅内压300mmH_2O，脑脊液（CSF）常规：细胞总数12×10^6/L，白细胞（WBC）2×10^6/L。CSF生化：糖2.3mmol/L，蛋白0.61g/L，氯化物正常。CSF涂片找抗酸杆菌和幼稚细胞均（-），可见大量红细胞。CSF细胞学检查：白细胞总数600/0.5ml，淋巴细胞90%，单核细胞10%，中性粒细胞（+），激活淋巴细胞（+），符合以淋巴细胞为主的炎症。左膝关节穿刺细菌培养、找抗酸杆菌、结核培养均

（－）。胸部高分辨CT：双肺尖可见少量纤维条索影，双侧肺野可见大量小结节影，以双上肺居多；双肺野外带小环形影，左侧肺野外带可见支气管扩张的“双轨征”（图7-2）。头颅CT平扫：提示右侧脑前角旁右顶叶片状低密度，周边水肿（图7-3）。脑MRI＋DWI：双侧小脑半球、小脑背侧、右侧颞枕叶、左基底节可见多发环形、斑片状长T1、长T2信号，右侧额叶病变周围水肿明显。增强后脑实质内皮髓质交界区可见多发小环形、结节状异常强化结节，弥漫分布，大小相近，病变较平扫增多；柔脑膜轻度强化（图7-4）。考虑血行播散性结核病（粟粒型肺结核、结核性脑膜炎和脑实质小结核瘤、结核性脉络膜炎）、左膝反应性关节炎诊断明确，给予四联抗结核治疗（异烟肼＋利福平＋吡嗪酰胺＋乙胺丁醇），治疗3个月后患者体温正常，随访1年半未再发热，体力恢复，复查X线胸片完全吸收，当地检测视力恢复正常。

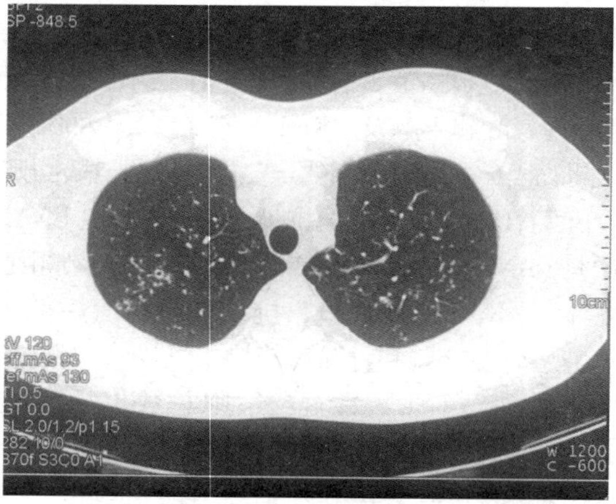

图7-2　胸部高分辨CT：双肺尖可见少量纤维条索影，双侧肺野可见大量小结节影，以双上肺居多；双肺野外带小环形影

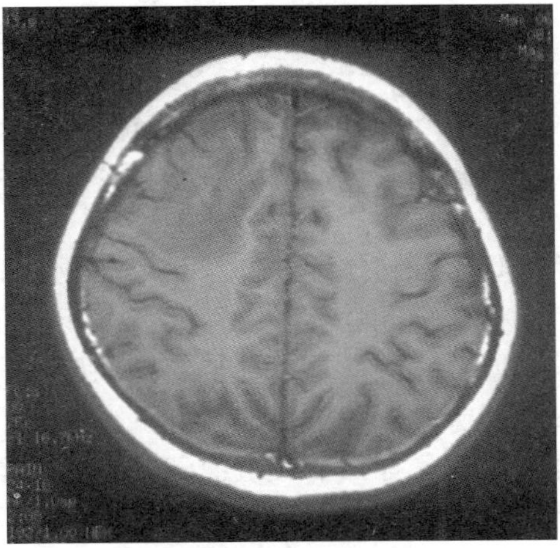

图 7-3　CT：右侧脑前角旁右顶叶片状低密度，周围有水肿

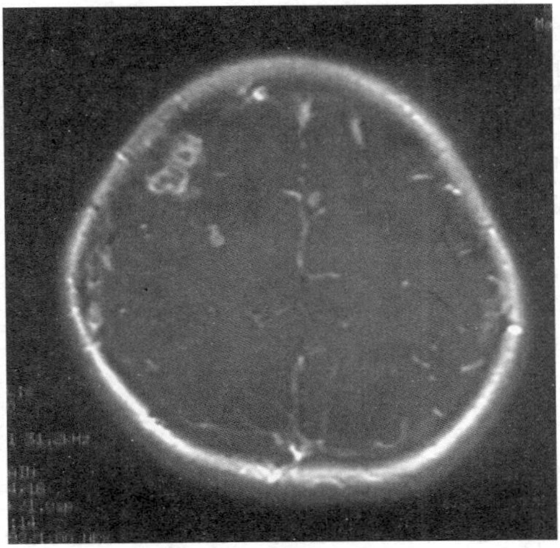

图 7-4　头 MRI 增强 + DWI：脑实质内多发环形强化结节，符合结核性脑膜炎改变

分析与讨论

本例患者为 18 岁青年女性，以发热、视物模糊、变形，视力下降为首发症状，眼科检查显示脉络膜多灶炎症。起初激素似乎有效，但减量后病情反复并出现新的问题——神经系统症状及关节炎。结合患者为青年女性，多系统损害，激素治疗似乎有效，我们首先考虑有无结缔组织病。患者以眼炎、中枢神经系统和关节炎为主要表现，最常见的疾病：①系统性红斑狼疮（SLE）：年轻女性中多发，关节炎和精神神经狼疮多见。但患者抗体阴性，并不符合 SLE 的诊断，并且 SLE 出现脉络膜炎相对少见。②血清阴性脊柱关节病：可出现眼炎、下肢不对称性大关节炎及发热，但女性相对少见，眼炎以虹膜炎多见，极少出现中枢神经系统损害，该患者无腰痛不适，HLA-B_{27} 阴性，也不支持该诊断。③贝赫切特综合征：眼炎、脑病、关节炎较多见，但患者无口腔及外阴溃疡，无皮疹，并不符合贝赫切特综合征的诊断。④类风湿关节炎：也可出现眼炎，但多在关节症状后出现，巩膜炎多见，关节表现为对称性多关节炎、手关节炎，但该患者为寡关节炎、RF 阴性，并不支持。结合患者结缔组织病不能诊断，年轻人，有发热、多系统损害，眼底表现不除外结核，我们想到有无感染的可能，对患者进行了全面的检查。患者虽无呼吸系统表现，但呼吸系统影像学发现粟粒样小结节表现，而神经系统检查见到多发环形结节状异常强化影，均支持血行播散性结核的诊断，四联抗结核治疗后热退、视力恢复正常，抗结核治疗反应良好也是血行播散性结核（结核性脉络膜炎、结核性脑膜炎和脑实质多发小结核瘤、粟粒型肺结核）的佐证。

血行播散型结核病（hematogeneus tuberculosis）是由于机体免疫力降低不能杀死侵入体内的结核杆菌，以致大量结核杆菌进入肺动脉、肺静脉或经淋巴管进入血管，进而播散至肺部和全身，又称粟粒型肺结核（miliary tuberculosis）。文献报道，粟粒型肺结核占活动性肺结核的1.5%~6%，多见于儿童、青少年和老人。肺外侵犯以肝、骨髓、脑膜、胸膜、心包多见，而侵及眼的病例罕见，临床仅见个例报道。约2%结核病患者可出现眼受累，多为血行播散病例；结核杆菌可感染眼的各部位包括眼睑、眶骨、结膜、虹膜、睫状体、脉络膜等，但以葡萄膜、视网膜及脉络膜受累多见。结核性脉络膜炎（tuberculosis choroiditis）又称结核性后葡萄膜炎，为全身血行播散型结核病的眼部表现，多见于免疫低下人群，多数患者PPD试验为阴性，另有该病发病较为隐蔽，呼吸道症状不明显或轻微，结核中毒症状也可不明显，临床易误诊或漏诊，临床可分为4型：①渗出型或过敏型；②急性粟粒型脉络膜结节；③慢性播散型结核性脉络膜炎；④脉络膜结核球。该患者也无明显呼吸道症状，但影像学却有明显改变。此外，结核的患者可出现关节炎的表现，主要分为两种：①感染性关节炎；②反应性关节炎，又称为“PONCET综合征”，前者为菌血症导致关节腔内的结核感染；而后者为机体感染结核后出现的Ⅲ型变态反应，即结核杆菌抗原与抗体结合形成免疫复合物（IC），随血循环沉积于关节处，IC激活补体，使其释放炎性介质，造成局部组织炎性损伤。PONCET综合征好发于青壮年，女性多于男性，具有慢性反复发作倾向，大多有不同程度的发热，多发性、游走性关节疼痛，关节无骨质破坏、骨质疏松或增生改变，亦无关节强直变形，常伴皮肤结节红斑或皮下结节。

我国结核病高发，对于多系统损害的患者，除结缔组织病外也要想到感染、尤其是结核感染的可能。血行播散型结核病临床表现具多样化特点，脉络膜炎是全身结核的最常见的眼部表现，对视力下降、视物模糊、变形的患者应及时行眼底镜检查和荧光素眼底血管造影，这对诊断有很大提示。一旦拟诊结核性脉络膜炎者，即使无呼吸道症状，也应常规行胸片和胸部高分辨 CT（HRCT）检查以及早发现粟粒型肺结核，在给予皮质激素治疗眼病的同时应给予全程正规抗结核治疗。

（葛郁平　徐　东）

专家点评

曾小峰医师：我国是结核病高发国，而结核的临床表现也是多种多样，许多不典型的临床表现常易与风湿性疾病相混淆。作为风湿科医师在临床上要时刻警惕结核的两种情况，一是将结核感染误诊为风湿性疾病；二是风湿性疾病患者由于常常要用激素和免疫抑制剂，故常常会在有风湿性疾病的基础上合并结核感染。本例提示眼部受累也要除外结核病的可能。

第8例 口眼干、发热、黄疸

病例摘要

患者女性，48岁。因“眼干6年，发热、皮肤黄染3个月”于2004年9月26日入北京协和医院。患者于1998年无诱因出现眼干、牙块脱落及反复腮腺肿大，未就诊。2004年6月食用不洁饮食后出现低热、食欲减退、乏力、皮肤及巩膜黄染。无厌油、腹痛。二便正常。外院查肝功：ALT 927U/L，AST 1446U/L，γ-谷氨酰转肽酶（GGT）253U/L，总胆红素（TBil）172.7μmol/L，直接胆红素（DBil）100.9μmol/L；ESR 82mm/第1小时；HCV抗体阳性；HEV抗体阳性。诊为“丙型及戊型肝炎”，予保肝、抗病毒治疗（不详）2个月后发热及黄疸消退，复查肝功基本正常。2004年8月患者觉眼干加重，伴口干明显，并出现反复发作性左膝关节肿痛。遂于2004年9月26日收住我院。既往史：22岁时患“风湿热”，药物治疗（不详）后好转。半年后确诊为“皮肌炎”。23岁时确诊为“自身免疫性溶血性贫血”。28岁时确诊为“免疫性血小板减少性紫癜（ITP）”，予激素、环磷酰胺治疗无效，行脾切除术后血小板恢复正常。32岁确诊为“卵巢早衰”。38岁时确诊为“桥本甲状腺炎”。入院查体：T 36.7℃，双颈前、左颌下、腹股沟可及数个质硬、活动、无痛性淋巴结。巩膜黄染，多颗牙龋齿。甲状腺可及，直径2～3cm，质硬无痛结节。肝颈回流征阳性，胸壁见静脉曲张。心肺正常。肝区叩痛，肝肋下2cm，质地中等，光滑；移动性浊音阴性。脊柱四肢关节肌肉正常。双下肢不肿。

辅助检查：血常规：Hb、WBC、PLT计数正常，淋巴细胞57.8%；肝功能：ALT 144U/L，GGT 142U/L，TBil 40.9μmol/L，DBil 24.8μmol/L；ESR 39mm/第1小时；蛋白电泳：γ 35.1%；总补体4.4U/ml（正常值25～55U/ml）；抗核抗体（ANA）阳性（均质斑点型1∶160）；抗双链DNA阴性；抗平滑肌抗体（SMA）阳性（1∶160），抗线粒体抗体（AMA）弱阳性（1∶80）；M2亚型（AMA-M2）126RU/ml（正常<20）；抗可溶性肝抗原抗体阴性、抗肝肾微粒体抗体、抗胆管抗体和抗涎腺导管抗体阳性，免疫印记法：抗Sm抗体28kD、29kD两处条带；抗RNP抗体73kD、32kD两处条带；抗SSA/SSB抗体均（-）；类风湿因子阴性；抗甲状腺球蛋白抗体>1∶5000；抗甲状腺髓过氧化物酶抗体1996.3U/ml；HCV抗体阳性；HCV-RNA 1.84×10^6copy/ml；甲、乙、戊肝抗体均阴性；Ⅳ型胶原0.279ng/L（正常<0.14ng/L）；上消化道造影：未见静脉曲张；腹部CT：肝内门静脉分支增粗，腹膜后有小侧支吻合开放，肝大，符合门脉高压表现；甲状腺B超：双甲状腺回声减低，符合桥本甲状腺炎；眼科检查：Schirmer试验阳性；口腔科检查：唾液流率0.03ml/min；腮腺造影正常。唇腺活检：部分腺泡轻度萎缩，导管扩张，间质灶性淋巴细胞、浆细胞浸润。

诊治经过：患者入院后予熊去氧胆酸及对症保肝治疗，肝功无好转。经内科大查房后行肝B超引导下肝脏穿刺活检术，病理结果回报：肝索略拥挤，肝细胞浊肿，可见碎片状坏死，汇管区和小叶间纤维组织增生，可见大量淋巴细胞浸润，小胆管增生。符合中度慢性肝炎。复查丙肝病毒RNA $<5\times10^2$copy/ml。考虑病情以自身免疫激活为主，遂加用泼尼松40mg qd治疗。1周后患者诉左膝关节疼痛完全缓解。复查肝功：ALT 43U/L、

TBil 21.9μmol/L、DBil 15.0μmol/L。患者出院后门诊随诊2月余，症状及化验指标稳定。

分析与讨论

本例主要诊治难点在于鉴别肝功受损原因，是慢性丙肝，还是原发干燥综合征（primary Sjögren syndrome，pSS），抑或是自身免疫性肝病？三者的治疗原则各不相同，本例明确诊断的焦点即在于鉴别pSS和丙肝。慢性丙肝可出现继发口眼干燥症（hepatitis C virus induced sicca syndrome，HCV-SS）和唇腺淋巴细胞灶性浸润。但难以解释输血前发生的多种自身免疫性疾病。2002年干燥综合征国际诊断标准提出诊断pSS需除外HCV-SS，但在实际工作中鉴别较为困难，相关报道不多且结论不一。有报道称pSS更常见腮腺肿痛、肾小管酸中毒、间质性肺病、萎缩性胃炎、ANA和抗SSA/SSB抗体阳性；而HCV-SS更常见紫癜、转氨酶和胆红素升高、补体下降、混合性冷球蛋白血症，可以出现AMA（甚至有认为阳性率高于pSS）。复习我院既往2例诊为HCV感染合并原发干燥综合征的病例，发现有SSA阳性、肾小管酸中毒、补体下降者各1例，腮腺均无肿痛，唇腺活检均为阴性。与本例不尽相同。此外，因患者存在肝内淤胆，AMA-M2阳性，还需考虑原发胆汁性肝硬化（primary biliary cirrhosis，PBC）。

在内科大查房过程中，消化科医师认为患者有门脉高压征象和侧支循环开放的影像学表现、Ⅳ型胶原升高、无肝缩小而肝功尚在代偿期，因此患者存在早期肝硬化。整个病史可用丙肝感染解释全貌，丙肝感染可出现抗SMA、AMA和抗肝肾微粒体抗体，患者虽然既往有自身免疫病史，但自脾切除后长期稳定，而患者有明确口眼干的表现仅 6 年，可用丙肝解释。诊断 PBC 依据不充分，因 PBC 多为隐匿起病，表现为毛细胆管酶升高和肝内淤胆，进而发生肝硬化，与该患者表现不同。肝穿刺术对于判断是否需治疗丙肝有价值，但患者凝血功能异常，临床有出血倾向，风险较大。干扰素有应用价值。免疫抑制剂有可能加重肝损害，故应慎用。

感染科医师认为患者慢性丙肝诊断明确。单纯丙肝感染很少引起重型肝炎，除非合并艾滋病、乙肝、酗酒、应用肝毒性药物等因素。该患者有不洁饮食史，戊肝抗体阳性，故考虑慢性丙肝合并急性戊肝，导致肝损害加重。HCV-SS 的原因包括两方面：一为丙肝病毒侵犯涎腺和泪腺，二为丙肝引起自身免疫激活。但流行病学调查和唇腺活检的结果并不一致，所以实际上丙肝出现口眼干燥症状的患者可能分两组，一组两者有关联，另一组无关。日本有报道丙肝合并干燥综合征发生率高于乙肝合并干燥综合征（25.9% vs 3.4%，$P<0.05$，依照欧洲诊断标准）。综上所述，丙肝不仅引起口眼干燥症，而确实可引起或合并 pSS。该患者转氨酶持续反复升高、丙肝病毒 RNA 阳性、有早期肝硬化征象且 Child-Pugh 分级为 A 级，是丙肝的治疗指征。丙肝治疗方案有多种：聚乙二醇干扰素（PEG-IFN）α-2b 联合利巴韦林治疗 48 周效果最好，有效率达 54%～56%。但治疗可带来许多不良反应，如利巴韦林可引起溶血性贫血（患者曾有此病史）、皮肤干燥瘙痒和胃肠道症状等。干扰素本身即可诱导多种自身抗体（如 ANA、甲状腺抗体、胰岛素抗体）出现溶血性贫血、甲状腺炎、糖尿病和药物性狼疮。所以治疗选择应慎重，并应在治疗中严密监测。行肝穿刺活检可指导治疗，如病理有明显炎症坏死或中度以上纤维化者易进展为肝硬化，亦是治疗指征。

血液科医师则关注患者既往 ITP 史与 pSS 及丙肝感染的关系。ITP 可继发于结缔组织病（如 pSS）和病毒感染（如丙肝）。近年认为免疫性因素在丙肝引起 ITP 的机制中有重要作用（可能为免疫复合物或病毒抗原吸附至血小板表面导致免疫性的血小板破坏；血小板抗原特性改变，导致交叉反应）。丙肝在血液系统可表现为混合性冷球蛋白血症、B 细胞性非霍奇金淋巴瘤、再生障碍性贫血和 ITP。治疗宜个体化，如有免疫因素参与，可用皮质激素和免疫抑制剂，但疗效比原发血液病差。至于应用干扰素治疗丙肝是否会加重自身免疫病，文献观点不一，应慎重选用。

内分泌科医师认为：①桥本甲状腺炎诊断明确。在其病因中病毒感染的地位很重要。患者在大量输血后 10 余年出现该病，可能与丙肝感染有关；②患者 32 岁时闭经，需要鉴别卵巢早衰和垂体疾病。综合上述两方面，以自身免疫因素可能性最大，考虑多发性内分泌自身免疫综合征（autoimmune polyendocrine syndromes，APS）。该病由自身免疫因素介导，其诊断需两个以上内分泌腺体功能低减。该综合征分两型，Ⅱ型更为多见，成年起病，女性多发，临床症状无依次发生的特点，可表现为自身免疫性甲状腺炎、原发性性腺功能低减、ITP，血清中出现多种自身抗体，与患者病情相符，但其与丙肝感染的确切关系很难回答。该病治疗上需积极控制自身免疫异常。

检验科医师认为：丙肝可触发特异性 T、B 淋巴细胞增殖，导致单或多克隆免疫球蛋白增高。有文献报道丙肝感染出现自身抗体者可占 10%～65%，产生诸如 ANA、抗 SMA（22.9%～34.9%）、抗甲状腺抗体等，但产生 AMA 者少见（<4.6%）且效价低。如同时存在 AMA 和 AMA-M2 常提示丙肝和 PBC 重叠。临床上 PBC 与 pSS 的关系可归结为三种：PBC 合并 pSS、PBC 继发干燥综合征、全部为 pSS 肝损害表现，而后者可能占大多数。

分析我院 AMA-M2 阳性患者，pSS 的阳性率（17.2%~20.5%）远大于 PBC（5.3%）。故患者患 PBC 的可能性较小。但鉴别 HCV-SS 和 pSS 尚需结合临床和病理资料。

综合各专科意见，患者合并丙肝感染多年，且推测感染时间在出现口眼干症状出现之前多年，对 pSS 的诊断不利；但从患者输血前即有多种自身免疫疾病病史看又不能除外 pSS。总体看来，患者病程分几个阶段，在输血感染丙肝前患者存在自身免疫背景，感染丙肝后又出现新的自身免疫性疾病（如桥本病）。治疗上丙肝病毒活跃复制与免疫科的治疗有矛盾，因此积极行肝穿刺术评价炎症和纤维化程度，最后明确了诊治方向，收到了较好的疗效。

（王　迁　李梦涛　曾小峰）

专家点评

赵岩医师：本例主要问题是患者肝功能损害的原因是由丙肝所致还是由于干燥综合征所致。如严格根据 2002 年 AECG 标准以及主要的干燥综合征的诊断标准则需除外丙肝感染，而本例患者感染丙肝在前，这样就应该自然排除原发性干燥综合征的诊断。但是本例患者在丙肝感染前就存在多种自身免疫性疾病的症状和体征，如自身免疫性溶血性贫血、皮肌炎等。因此我们仍应考虑是否有丙肝合并原发性干燥综合征的可能，但临床上很难区分究竟是丙肝或干燥综合征所致的肝功能损害，尤其在患者有丙肝复制的情况下至少不能排除丙肝活动所致的肝功能损害。这种情况在风湿病的临床实践中并不少见，在不能完全区分且两种疾病均要治疗的情况下治疗需要在二者中寻找平衡点。因为有时两种不同的治疗是互相矛盾的，如本例干扰素可激活机体免疫系统，免疫抑制药物可加速病毒复制。在此情况下平衡点的选择尤为重要。本例复查 HCV-RNA 拷贝数不高，肝穿刺可见大量淋巴细胞浸润，考虑病毒复制不活跃，选用激素治疗后好转。但如遇病毒复制及异常免疫激活都很活跃的情况，治疗起来甚为棘手，个人的观点是首先行抗病毒治疗，同时适当选用免疫抑制剂，治疗过程中严密监测两方面的情况，而且需根据治疗的反应随时调整治疗方案。

第9例 咳嗽、发热、皮下结节、气道病变-血管炎

病例摘要

患者男性，14岁，因“咳嗽伴皮下结节8个月、间断发热3个月、憋气2周”于2008年10月15日入院。患者于8个月前无诱因出现阵发性咳嗽、咳少量白痰，当地医院给予头孢类抗生素治疗1周无效，并开始出现双下肢红色痛性皮下结节。3个月前患者咳嗽加重，伴发热（最高38.7℃）、乏力、盗汗，无畏寒、寒战。当地医院查胸部CT示：“双肺门及纵隔内淋巴结增大，主动脉及分支大血管管壁增厚”；纤维支气管镜示：“气管膜部散在干酪样结节，隆突增宽，左主支气管黏膜充血、肥厚，右侧各支段开口黏膜均明显红肿，右主支气管内侧壁、上叶开口外侧壁及下叶开口散在干酪结节”；气管黏膜活检病理示：“支气管黏膜上皮覆盖大量炎细胞”。多次血培养、痰培养及痰抗酸染色均阴性。外院诊断“肺门淋巴结及支气管内膜结核”，给予四联抗结核（异烟肼、利福平、乙胺丁醇和吡嗪酰胺）治疗3月余无效。2周前患者出现喘息，夜间难以入睡。就诊我院门诊，查血常规：白细胞$36.6\times10^9/L$，中性粒细胞0.87，嗜酸性粒细胞比例正常，血红蛋白94g/L，血小板$713\times10^9/L$；尿、便常规无异常；肝肾功大致正常；红细胞沉降率（ESR）110mm/第1小时，C反应蛋白（CRP）0.249g/L。复查胸部CT示：“气管狭窄及右主支气管狭窄较前明显加重”。遂停用抗结

核治疗，收住入院。既往史、个人史、家族史无特殊。体格检查：双侧上肢血压：右侧80/50mmHg，左侧测不出；双侧大腿内侧、左踝关节内侧、左腕关节内侧及阴囊两侧各触及大小约1cm×2cm结节，边界清，质韧，活动度可，有压痛，周围皮肤无红肿破溃。浅表淋巴结未触及肿大。双颈动脉、左锁骨下动脉处可闻及收缩期血管杂音。双肺可闻及呼气相哮鸣音，心脏未闻及杂音，肝脾未及。双下肢不肿，左侧脉搏消失，左侧足背动脉搏动较对侧弱。

诊疗经过：患者入院后予吸氧、化痰、退热等对症治疗，仍持续发热，体温最高39.9℃，咳嗽、咳痰、喘憋无明显改善。多次复查血培养、痰培养及痰抗酸染色均阴性，结核抗体阴性，军团菌、支原体和衣原体抗体均阴性。血涂片、骨髓涂片和骨髓活检未见明显异常。血清血管紧张素转换酶（sACE）正常。抗中性粒细胞抗体（ANCA）、抗核抗体、类风湿因子、抗可提取核抗原抗体、抗双链DNA抗体、抗心磷脂抗体均阴性。复查支气管镜示："声门下出现气管、左右主支气管为主的结节样新生物，黏膜粗糙（图9-1）"。气管内膜结节活检病理示："被覆鳞状上皮及柱状上皮的气管黏膜显急性及慢性炎"。血管多普勒超声示："左颈总动脉管壁环形增厚、狭窄；左锁骨下动脉起始部狭窄；双侧髂动脉未见异常；左侧股浅动脉壁不均匀增厚、狭窄"。气管及胸腹主动脉血管CT三维重建示："气管及左右支气管管壁增厚，主支气管管腔不规则变窄；肺动脉及其分支管壁环形增厚；主动脉自升主动脉至双肾动脉水平管壁明显环形增厚；主动脉弓水平管腔稍狭窄，胸主动脉及腹主动脉管腔不规则狭窄、扩张"（图9-2）。鼻窦CT大致正常。先后三次行皮下结节活检，前两次活检均无特异性提示，最后一次活检病理示："皮肤及皮下组织慢性炎，皮下脂肪组织中肌性小血管、毛细血管壁内及其周围组织可见大量中性粒细胞浸润，呈血管炎改变，部分血管内膜增厚”。

诊为“系统性血管炎，大动脉炎（广泛型）”，予泼尼松60mg/d口服，环磷酰胺0.2g隔日静注。治疗3天后患者体温恢复正常，咳嗽、憋气症状显著减轻。3周后皮下结节消失，复查血管彩超示：“血管壁内、中膜厚度相比治疗前减少，管腔最窄处内径较前增大”；复查气管镜示：“气管内结节较前明显减少，黏膜充血水肿亦明显减轻”。出院后泼尼松逐渐减量至维持剂量，随访1年，症状未再发作。

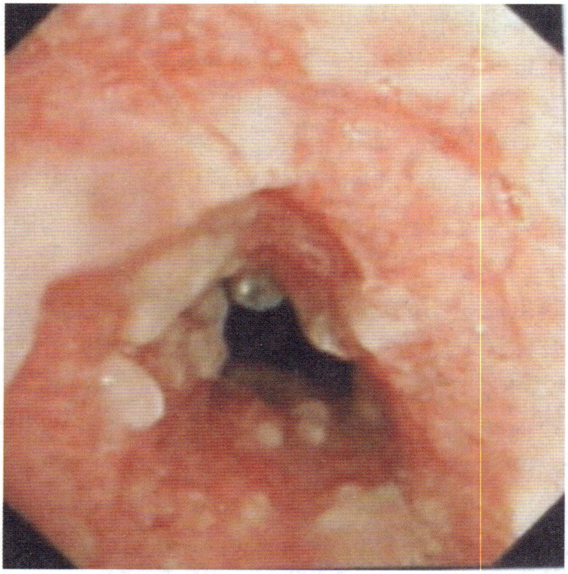

图9-1　患者入院后支气管镜检查示：气管内可见结节样新生物，黏膜粗糙

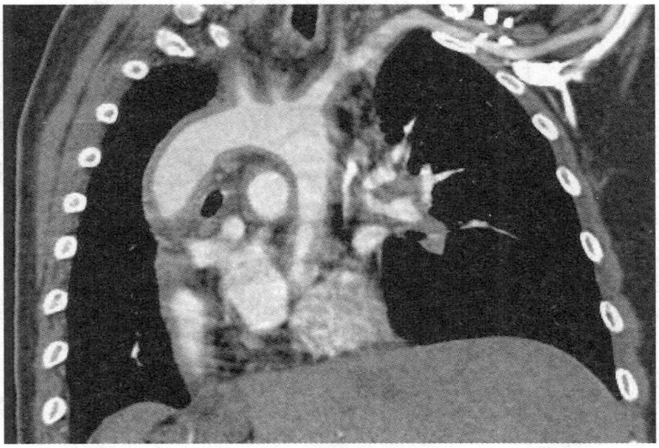

图9-2　CT三维血管重建示：肺动脉及其分支管壁环形增厚；主动脉自升主动脉至主动脉弓管壁明显环形增厚

分析与讨论

本例临床表现复杂，诊断头绪纷繁，最终综合临床和病理得出大动脉炎的诊断，给予针对性大剂量糖皮质激素（简称激素）和环磷酰胺治疗，获得了非常显著的疗效。下文拟从气道病变的鉴别诊断、血管炎的鉴别诊断以及两者如何统一在一个诊断中进行三方面讨论。

本例临床特点为青年男性，慢性病程，主要表现为：①全身不特异炎性症状，如发热、乏力、盗汗等症状；②多发皮下痛性结节；③气道病变，表现为管壁增厚和气管内结节引起气道狭窄；④血管病变：表现为主动脉及分支的血管壁增厚、狭窄和扩张。患者以呼吸道症状首发且表现突出，病理提示为气管内炎性结节，以此为切入点，鉴别诊断上主要应考虑以下几类疾病：①感染性疾病：结核、链球菌、真菌和寄生虫均可引起呼吸系统病变和皮下结节。患者有咳嗽、发热、盗汗、肺门和纵隔淋巴结增大及气管内结节，且结核感染与大动脉炎的发病有一定相关性，故本例尤其应考虑结核感染。然而患者入院后多次病原学和组织学未见结核感染征象，正规抗结核治疗3个月无效，故结核感染的依据不足，其他感染亦无影像学、病原学证据支持；②肿瘤性疾病：患者有发热、多发皮下结节、肺门及纵隔淋巴结增大，要考虑肿瘤性疾病尤其是淋巴瘤的可能，但淋巴瘤的皮下结节多为无痛性，且患者皮下结节活检、支气管镜检查以及骨髓涂片、活检结果均不支持淋巴瘤等恶性肿瘤性疾病；③结节病：是一种可累及肺、皮肤等多系统的全身性肉芽肿性疾病，可出现发热、咳嗽等症状，影像学可示特征性肺门和气管旁淋巴结增大及肺实质改变，20%~50%急性起病者可有皮肤结节红斑，但本例sACE正常，气管内膜结节和皮下结节活检病理均不符合肉芽肿特点，不支持该诊断；④淀粉样变性：累及皮肤可引起皮肤结节，累及气管支气管可引起气管狭窄和气管内结节，但本例的气管内膜活检和皮下结节活检未显示淀粉样变性的病理特征；⑤系统性血管炎：本例多系统受累，炎性症状和炎性指标（ESR、CRP）升高突出，有明确的大动脉影像学炎性表现，皮下结节病理亦符合血管炎特征，同时血清学检查多种自身抗体均为阴性，最终激素和免疫抑制剂治疗有效，因此考虑系统性血管炎诊断明确；⑥其他需要鉴别的疾病包括：复发性多软骨炎、骨化性气管支气管病、乳头状瘤病和鼻硬结病等，但患者的气道结节和黏膜病理表现均不支持，所以仍考虑该气道炎性病变为大动脉炎的表现。

1994年Chapel-Hill会议将系统性血管炎按受累血管大小分

为大血管炎、中等血管炎和小血管炎。大血管包括主动脉及身体主要部位（如肢体、头颈）的最大分支动脉，中等血管指主要脏器供血动脉，小血管指微小动脉、毛细血管、微小静脉及实体内与微小动脉连接的远端动脉分支。本例既有大血管（主动脉、肺动脉、左颈总动脉和左锁骨下动脉）受累，又有小血管炎（皮下组织内微动脉）表现，诊断的困难之处在于如何在一元论的原则下将患者的大、小血管炎表现有机的整合起来，给予合理的解释和恰当的诊断定位。

根据1990年美国风湿病学学会大动脉炎的诊断标准，本例患者发病年龄小于40岁，查体发现左上肢动脉搏动消失，双上肢收缩压差大于10mmHg，闻及血管杂音，影像学检查示主动脉、左颈总、左锁骨下和肺动脉的管壁增厚、管腔狭窄和扩张，故可以明确诊断为“大动脉炎（广泛型）”。大动脉炎属于大血管炎，本例的特殊之处在于患者同时出现小血管受累。迄今已有多位学者报道大动脉炎可以合并小血管炎，临床表现主要为皮肤病变，可出现结节红斑、硬红斑、坏疽性脓皮病样溃疡、溃疡性结节。组织学上大动脉炎主要是动脉中膜外部和外膜受累，该部分由动脉滋养血管供血。在大动脉炎早期，滋养血管周围出现淋巴细胞、浆细胞等炎性细胞浸润，导致血管壁增厚或闭塞。晚期，动脉中膜和外膜之间的瘢痕形成引起动脉硬化。由于皮肤浅层和深层血管的直径介于50～150μm之间，其解剖结构和动脉滋养血管相似，因此一些学者认为皮肤病变也可以是大动脉炎的临床表现之一。本例患者皮下结节病理提示有大量中性粒细胞浸润为主的小血管和毛细血管炎，因此皮下结节是大动脉炎的表现之一，完全可以用大动脉炎来解释。

本例同时存在呼吸道炎性结节，如何用系统性血管炎解释这一表现？诊治中曾考虑韦格纳肉芽肿（WG）的可能，文献亦有报道ANCA相关血管炎确也可累及大血管引起大动脉狭窄、血管瘤、主动脉夹层、主动脉破裂和主动脉瓣返流等病变。此外还有学者报道大小血管重叠出现的病例，主要是大动脉炎和韦格纳肉芽肿重叠出现。然而，由于本例患者无鼻窦、肾、肺实质、眼、耳、神经等其他小血管受累表现，且多次查 ANCA 阴性，目前诊断 WG 和其他 ANCA 相关小血管炎的证据不足，仍考虑用大动脉炎来解释。目前尚未检索到文献报道大动脉炎患者出现上述气道病变的病例，该病例特殊之处值得临床医师的关注和进一步讨论。

（王 健 王 迁 彭 敏 张 文）

专家点评

曾小峰医师：气道结节性病变并非血管炎的常见临床表现。获取有诊断意义的病理结果困难，气管内结节病理不具特异性，本例经多次皮下结节活检最终找到血管炎的特征性病理表现，可见获取病理结果对于系统性血管炎的诊断具有决定意义，不应轻易放弃。临床工作中，系统性血管炎可同时出现大、中、小血管受累，或者相互重叠，造成分类困难，因此有学者提出“未分类的系统性血管炎”的概念。

第10例　发热-腹痛-突发左上肢无力-肌酐升高

病例摘要

患者女性，57岁，因“发热、腹痛1个月，突发左上肢无力、肌酐升高10天”于2008年10月23日入院。患者2008年9月24日在大量服用韩国产赤芝孢子粉3天后出现发热，最高达39℃，伴左中腹部剧痛、腹胀，无恶心、呕吐。外院予可乐必妥治疗无效。此后患者每日均有发热及腹痛，体温波动于38～39℃之间。外院查血常规：白细胞6.83×10^9/L，中性粒细胞0.79，血红蛋白92g/L，血小板97×10^9/L；血肌酐94.4～112.2μmol/L；凝血功能：活化部分凝血活酶时间（APTT）76.7s；X线腹部平片示“多发气液平，不全肠梗阻”；腹部CT示“脾内、左肾片状略低密度影，考虑为梗死灶，脾大”。10月14日患者出现发热、腹痛加剧，并突发左上肢麻木、无力，查头颅MRI示“多发脑梗死（图10-1）”，同时血肌酐升至302μmol/L。外院予甲泼尼龙80mg×1d，40mg×1d，20mg×1d静脉输注后出现双足水肿，遂将甲泼尼龙改为泼尼松40mg/d口服治疗10d。应用糖皮质激素治疗期间患者发热、腹痛症状明显好转。就诊我院后进一步检查补体正常，抗核抗体（ANA）均质型（+）1∶1280，抗双链DNA、抗可提取性核抗原均（-）。为进一步明确诊断收住入我院。**既往史：**高血压20年，规律服药控制，血压波动于（130～140）/（70～80）mmHg（1mmHg=

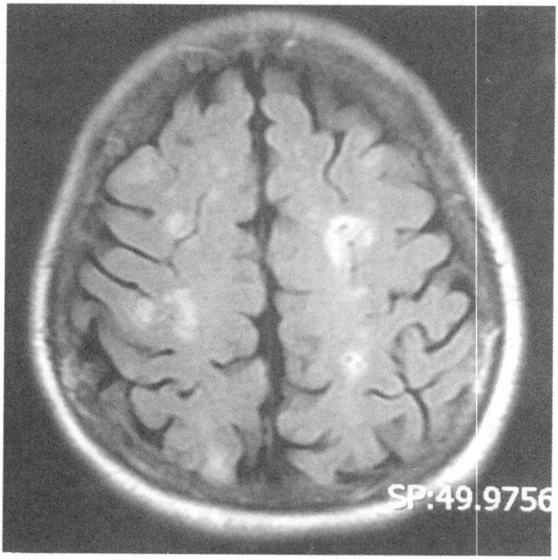

图 10-1　MRI 示多发脑梗死

0.133kPa)。个人、婚育及家族史无特殊。**体格检查：**左侧锁骨下动脉可闻及血管杂音。气管居中，甲状腺不大。呼吸音清，无干湿啰音及胸膜摩擦音。心率 80 次/分，律齐，腹平软，无压痛。肝脾肋下未及，墨菲征（－），肝脾区及肾区无叩痛，移动性浊音（－）。**诊疗经过：**患者入院后完善检查，血常规：血红蛋白 74g/L，血小板 69×10^9/L；尿常规：蛋白 0.3g/L，红细胞 25cells/μl，尿糖（＋），24 小时尿蛋白 0.68g；肝功能：丙氨酸氨基转移酶 46U/L，γ 谷氨酰转肽酶 95U/L；肾功能：肌酐 353μmol/L，尿素氮 26.3mmol/L；ESR 55mm/第 1 小时；ANA 均质型（＋）1∶1280，抗心磷脂抗体（aCL）（－），狼疮抗凝物 81.2s，抗 β_2-糖蛋白 1 抗体（β_2-GP1）＞200RU/ml；血管彩超：双下肢动脉硬化伴多发小钙斑形成，双侧颈动脉粥样硬化，左侧斑块形成。入院后予患者甲泼尼龙40mg q12h ×9d 后改为泼尼松龙50mg qd 口服治疗，之后逐渐减量，同时予阿司匹林抗血小板、降压及肾脏非透析药物治疗，11 月 14 日复查血常规：血红蛋白 104g/L，血小板 107 × 10^9/L，血肌酐逐步下降至192μmol/L。12 月初复查 ESR 13mm/第1 小时，ANA 1∶320，抗 β_2 GP1 抗体 > 200RU/L。患者一般情况良好，症状明显好转出院。出院诊断考虑为：急性间质性肾炎，抗磷脂抗体综合征（多发脑、脾和肾梗死），结缔组织病不除外。出院后激素缓慢减量至停用，继续阿司匹林抗血小板治疗，半年后复查 ANA 1∶80，抗 β_2-GP1（－）。

分析与讨论

本例患者的病例特点为中年女性，急性起病，发热伴多系统受累，突出表现为急性肾功能不全、多发脑梗死、胃肠道症状。以急性肾功能不全为诊断切入点，患者无明显肾前性或肾后性因素，考虑肾病变，又可进一步分为小球性病变、间质小管性病变。患者尿蛋白 < 1g/24h，血糖不高而尿糖（＋），考虑符合间质小管性病变特点。结合患者病程、起病方式和临床实验室表现，临床诊断急性间质性肾炎较为明确。急性间质性肾炎的常见原因包括药物和毒物、全身和局部感染以及自身免疫性疾病等。患者起病前 3 天曾大量服用孢子粉，考虑药物引起急性间质性肾炎可能大，本拟行肾穿刺活检以明确，诊断但患者住院治疗期间症状明显改善，肌酐水平逐渐下降，我院肾内科会诊后考虑急性间质性肾炎可能大，暂无肾活检必要。

患者有多发脑、脾脏和肾脏内血栓形成，伴有血小板降低，实验室检查显示虽然 aCL 阴性，但 LA 和抗 β_2-GP1 均持续阳性，需考虑抗磷脂综合征（APS）的诊断。2006 年更新的国际 APS 分类诊断标准摒弃了以往原发性和继发性 APS 的分型，而代之以 APS 合并和不合并血栓危险因素两种亚型，并在实验室标准中新增加了抗 β_2-GP1 抗体，同时强调抗磷脂抗体应该持续（> 12 周）高效价阳性。患者临床和实验室检查均支持 APS 的诊断。

对于合并血栓危险因素的 APS，最常见于结缔组织病中的系统性红斑狼疮（SLE）和类风湿关节炎。对于本例患者，由于其为女性，且多次存在肯定的均质型 ANA 阳性，且效价较高，需要警惕合并结缔组织病（尤其是 SLE）的可能性。然而在之后较长时间的随诊中，患者并未出现其他系统受损的表现，ANA 效价显著降低，且从未出现疾病特异性自身抗体，故结缔组织病的诊断依据尚不充分。

此外诊断 APS 时需要除外动脉栓塞和血管炎所致的缺血事件，因为三者的发病机制不同。本例患者存在多处动脉粥样斑块，查体闻及血管杂音，应仔细甄别血栓事件的原因是缘于 APS 抑或是动脉粥样斑块脱落造成的栓塞。患者急性突发起病、服药病史、发热、炎症指标显著增高以及存在抗磷脂抗体均难以用动脉粥样硬化解释，故认为动脉栓塞的可能性不大。

患者停止服用孢子粉并采用激素治疗后，ANA 效价下降，ESR 恢复正常，考虑由于大量孢子粉引起的 ANA 阳性以及 APS 的可能性大。既往曾有报道药物（巯乙胺）可以引起 ANA 阳性及 APS，但以中草药成分（赤芝孢子粉）所致的急性间质性肾炎和 APS 病例从未见诸文献报道，值得今后进一步观察总结。

（张　路　王　迁　张　文）

专家点评

张烜医师：抗磷脂综合征可分原发性和继发性，后者除继发于SLE等结缔组织病外，还可继发肿瘤、感染和药物（包括中药）等其他原因。该患者在大量服用灵芝孢子粉以后出现急性间质性肾炎表现，除血肌酐升高外，还出现脑梗死和轻度血小板下降，伴ANA均质型1∶1280升高和狼疮抗凝物、抗β_2-GP1抗体升高，但这些抗体效价很快下降或转阴，也进一步支持药物诱发的抗磷脂综合征。

第11例 注射干扰素后四肢皮肤肿胀－活动后气短

病例摘要

患者女性，55岁，因“四肢皮肤肿胀1年余，活动后气短3个月”于2008年3月入院。患者2006年9月起出现双手、双足皮肤肿胀。皮肤肿胀部位逐渐向肢体近端发展，未特殊诊治。2007年8月患者自觉四肢皮肤肿胀较前有所减轻，但出现全身肌肉骨骼疼痛，膝关节疼痛明显，活动明显受限，伴上肢抬举及蹲起困难。2007年11月患者开始出现四肢皮肤变硬，伴张口受限，右手指间关节疼痛。2008年1月患者出现活动后气短，无发热、咳痰、水肿等症状。就诊我院门诊，查血常规、肝肾功能均异常；ESR 44mm/第1小时；C反应蛋白9.0mg/L（正常：<25mg/L）；抗核抗体（ANA）均质核仁型1∶1280；抗Scl-70抗体阳性；抗着丝点抗体、抗中性粒细胞胞质抗体、抗心磷脂抗体和抗盐可提取核抗原（ENA）抗体谱均阴性。遂收治入院。患者起病以来双手无雷诺现象、无发热、无吞咽困难及饮水呛咳。体重减轻23kg。**既往史：**2006年3月患者发现抗丙型肝炎抗体阳性，外院予干扰素α（IFN-α）及利巴韦林治疗共1年，HCV-RNA转阴遂停药。INF-α治疗期间曾出现发热、食欲下降，治疗半年后出现上述四肢皮肤改变。**入院查体：**血压100/60mmHg，SpO_2 97%（自然状态），全身皮肤变硬，口周可见放射性条纹，鼻翼变尖，面部色素沉着伴色素脱失，双手指

尖可见凹陷性瘢痕。心肺腹查体未见明显异常，双肩、肘、膝关节压痛，右手第 3 掌指关节和指间关节压痛，双手各关节活动受限。**诊疗经过：**入院后查：血常规、尿常规、肝肾功能、肌酶谱均正常；胸部高分辨 CT：两肺间质病变，左侧叶间裂增厚；超声心动图：左心室松弛功能减低，轻度肺动脉高压（肺动脉收缩压 42mmHg）；上消化道造影：上段食管憩室，食管轻度扩张，张力低，低张力胃；皮肤活检结果：符合硬皮病。患者入院当日开始口服泼尼松 40mg/d、环磷酰胺 0.1g/d 和雷公藤多苷片 20mg，tid 治疗，监测患者肝功能以及 HCV-RNA 无明显升高，出院随诊。**出院诊断：**干扰素-α 诱发的系统性硬化症。

分析与讨论

本例患者的临床表现包括皮肤增厚变硬、肺间质病变和指端硬化性瘢痕均符合 1980 年 ARA 的系统性硬化症（SSc）分类标准，而抗 Scl-70 抗体阳性亦是 SSc 的标记性抗体，因此 SSc 诊断明确。然而本例的特殊之处在于患者既往有慢性丙型肝炎病史，并且于使用 IFN-α 半年后出现了典型 SSc 的临床和实验室特征，这促使我们在诊断 SSc 后进一步探讨患者的 SSc 是否与丙型肝炎相关，抑或是与 IFN-α 治疗相关，尤其患者在使用 IFN-α 前既往无任何自身免疫性疾病的相关病史和症状，无相关家族史，亦无其他可能诱发 SSc 的用药史。因此我们高度怀疑本例患者 SSc 的发生与 IFN-α 相关。

众所周知，慢性丙型肝炎患者中自身抗体血清学阳性者比例非常高，60%～70% 的患者可以有类风湿因子（RF）阳性，10%～30% 患者可以有低效价 ANA 阳性。另外有 10%～20% 患者发生自身免疫性疾病，最常见的为自身免疫性肝炎、甲状腺炎、冷球蛋白血症、类风湿关节炎、系统性红斑狼疮等。但至今尚未有丙型肝炎病毒诱导的系统性硬化症相关抗体出现的报道，亦未发现慢性丙型肝炎病毒感染后发生系统性硬化症。

但药物诱发 SSc 的病例早已见诸文献报道，博来霉素、多西他赛以及其他一些化疗药物均可诱发 SSc。IFN-α 联合利巴韦林是治疗慢性丙型肝炎的标准治疗方案。IFN-α 的治疗可以促进肝功能恢复正常，并在不同基因型的患者中使病毒转阴率达 35% 至 85% 不等。但由于 IFN-α 对于免疫系统有多方面的影响，可诱发器官特异性或器官非特异性的自身抗体出现，甚至可诱发或加重一些结缔组织病，如系统性红斑狼疮、类风湿关节炎、多发性肌炎等。使用 IFN-α 后诱发或加重自身免疫性疾病的病例已见于文献报道，目前国外已有三例使用 IFN-α 后出现系统性硬化症的报道。

在系统性硬化症的发病中特定 T 淋巴细胞亚群以及成纤维细胞的激活起重要作用。对系统性硬化患者体内细胞因子进行研究，可以发现一些成纤维的细胞因子增加，包括肿瘤坏死因子 α（TNF-α）以及 IL-1β 以及有丝分裂诱导的 IFN-γ 生成受损。这其中 IFN-γ 尤为重要，由于其是 HLA Ⅱ类抗原表达的最重要的潜在刺激因子，它促进内皮细胞——白细胞吸附，同时抑制成纤维细胞产生胶原。体外试验显示，IFN-α 和 IFN-γ 均抑制胶原合成以及由转换生长因子-β（TGF-β）刺激的真皮、滑膜中成纤维细胞的增殖。因此这些干扰素可以用于治疗系统性硬化症。然而，IFN-α 也可能诱发系统性硬化症，其机制尚不明确，推测可能与其对于细胞因子平衡的多种潜在作用有关。

多数干扰素 α 诱发的自身免疫性疾病在干扰素治疗中发生，在停止使用干扰素后疾病得到改善。但并非所有药物诱发自身免疫性疾病均为可逆的，并且一些疾病可在停止使用 IFN-α 后数月发生。目前干扰素诱导或加重自身免疫诱导疾病的机制尚不明确，同时我们也无法预测哪类患者使用干扰素治疗后会诱发自身免疫疾病。但有报道认为，在治疗前存在自身抗体是治疗中或治疗后出现明显自身免疫性疾病的危险因素之一。另外一些特异 HLA 表型亦为危险因素。

本例是国内首次报道使用 IFN-α 治疗慢性丙型肝炎后出现系统性硬化症的病例，希望能提高临床医师的警惕性，一方面在使用 IFN 前应谨慎挑选患者，评价可能的风险；另一方面，为避免干扰素诱发或加重自身免疫性疾病，在用药过程中以及停止用药后，我们应该密切关注患者相关临床表现的出现。

（曹欣欣　王　迁　张　文）

专家点评

赵岩医师：本例诊断重点在于判断患者系统性硬化是继发于丙肝感染、或是继发于干扰素、治疗还是为原发疾病造成。已知慢性丙肝感染可诱发多种自身免疫性疾病，但目前尚无其诱导系统性硬化的报道，且系统性硬化致病机制主要为 T 淋巴细胞及成纤维细胞异常激活，与丙肝感染诱导的主要以自身抗体产生、免疫复合物沉积的表现不一致，故继发于丙肝感染暂不考虑。目前国外已有 3 例干扰素所致系统性硬化的报道，其中 2 例为丙肝治疗后，1 例为慢性粒细胞白血病治疗后，临床表现为：局限性系统性硬化 2 例，弥漫性系统性硬化 1 例，干扰素治疗过程中出现硬化表现 2 例，停药后 1 年半出现 1 例。其中 1 例出现均质型 ANA，其他抗体阴性，其余 2 例抗体情况不详。3 例均停用干扰素，1 例经激素及免疫抑制剂治疗后好转，1 例经烟酸治疗后症状改善，1 例治疗情况不详。本例患者在使用干扰素前无任何自身免疫性疾病症状，无相关家族史，亦无其他可能诱发系统性硬化用药史，考虑应为干扰素所致系统性硬化，但由于现有文献报道病例少，尚无法辨别其与原发性系统性硬化区别。但有报道称干扰素诱导的自身免疫性疾病在停药后症状可能得到缓解，因此可对该例患者进行随访以判断。

第12例　头痛－抽搐－少尿－意识障碍

病例摘要

患者男性，19岁，因“头痛、抽搐、尿量减少3个月，意识障碍3天”于2009年9月20日收住入院。**入院情况**：患者于2009年6月26日无诱因出现寒战、发热，体温38～39℃，伴尿量减少（最少约300ml/d）、尿呈浓茶色，同时出现头痛、恶心、非喷射性呕吐胃内容物，伴间断上腹钝痛、腹胀、腹泻黄色稀糊便4～5次/天。数日后摔倒突发双上肢抽搐、双眼向上方凝视，持续数分钟后自行恢复。至当地医院查BP 185/125mmHg，神清，余不详。多次查血常规：Hb 79g/L，网织红细胞比例12%，PLT 70×10^9/L，WBC正常；尿常规：PRO 3～5g/L，Ery 250/μl（异常形态100%）；血肌酐（Cr）244μmol/L，尿素氮（BUN）45mmol/L，钾6.2mmol/L；ESR正常；ANA（均质核仁型）1∶200；抗ENA谱、ANCA（－）；Coomb试验（－）；外周血涂片（－）；胸腹CT：“双肺间质病变，双肾弥漫性病变，双侧胸腔及腹腔积液”。外院诊为“结节性多动脉炎、溶血”，给予对症降压、利尿、降颅压、输注洗涤红细胞及胸腺肽治疗，并予甲强龙40～80mg/d静脉输注20d，后改为泼尼松25mg/d口服维持，同时行血浆置换1次。患者体温降至正常，头痛、呕吐、腹泻好转。但患者血压仍波动于（130～180）/(110～135）mmHg，Cr 671μmol/L，BUN 45mmol/L，HCO_3^- 14.6mmol/L，遂予规律血液透析治疗。患者于9月18日凌晨再次头痛、呕吐、腹泻黄色水样便，约十分钟1次，并再发多次抽搐，缓解后仍存在意识模糊及交流障碍。遂转至我院急诊，查体：心率134次/分，血压170/129mmHg，昏睡状态，双瞳对光反射存在，双肺呼吸音清，心界稍大、律齐，腹稍膨隆、无压痛或肌紧张，移浊（+），双下肢可凹性水肿；肌张力正常，双侧巴氏征（+）。予对症镇静、纠酸、补液、降压治疗，并以“系统性红斑狼疮（SLE）可能大，狼疮肾炎并急性肾衰、精神神经狼疮”收入内科重症监护病房。既往史及家族史无特殊。

诊治经过：患者入院后查血常规Hb 47g/L，PLT 30×10^9/L，WBC正常；24h尿蛋白定量3.4g/L；便常规及潜血（-）；肝功能：ALT 2U/L，TBil 5.6μmol/L，LDH 1080U/L，白蛋白24g/L；ESR、C反应蛋白正常；补体CH50 12.7U/ml（正常26～55U/ml）、C3 0.28g/L（正常0.6～0.15g/L）、C4 0.06g/L（正常0.12～0.36g/L）；IgG 4.34g/L（正常7.0～17.0g/L），IgA 0.64g/L（正常0.7～3.8g/L），IgM 0.45g/L（正常0.6～2.5g/L）。血液学检查：血DC：1次可见少量破碎红细胞，此后多次复查未见。Coomb试验（-）；尿Rous试验（-）；骨髓涂片：可见三系增生减低，形态正常，巨核细胞少见；骨髓活检：造血组织明显减少，粒系比例降低，巨核可见；凝血功能检查无异常；免疫固定电泳：未见单克隆蛋白。腹腔积液：常规：微黄透明，黎氏反应（-），细胞总数20×10^6/L，WBC $(1\sim50)\times10^6$/L，腹腔积液生化：PRO 6g/L。腰穿：脑脊液压力248mmH$_2$O，澄清，细胞2×10^6/L，WBC 2×10^6/L；脑脊液生化：GLU 4.6mmol/L，Cl 121mmol/L，PRO 1.18g/L。免疫学检查：ANA（2次）、抗dsDNA、抗ENA、LA、ACL、抗β_2-GP1均（-）；类风湿因子（-）。感染相关检查：出血热抗体、HIV抗体、HBV抗体、HCV抗体、肥达和外斐反应均（-）；多次痰培养、

痰找真菌、结核杆菌（－）；腹腔积液培养（－）；脑脊液培养（－）；巨细胞病毒-IgM（－）、前降钙素（－）；影像学检查：胸腹CT：肺野清晰，胸膜无增厚，可见胸膜下斑片影，双侧胸腔积液；双腋下淋巴结增大；心包积液，大量腹腔积液；脾脏增大。头颅MRI：广泛对称性双侧皮层及皮层下长T2信号，左侧脑室近前角旁异常信号，异常信号均为长T1、T2信号，压水相高信号不被抑制，DWI呈低信号，ADC值升高，可定性为血管相关性病变，需考虑高血压、尿毒症和药物所致。腹部B超：未见肝脾增大，门脉不宽，血流通畅，双肾弥漫性病变，大量腹腔积液。心脏彩超：左心增大，左心室肥厚，中到大量心包积液。

住入MICU后未再抽搐遂于次日拔除气管插管，行持续静脉－静脉血液滤过。同时予甲泼尼龙1g/d×3d，继以40mg q12h×1w，再改为泼尼松60mg/d口服。行鞘内注射地塞米松10mg+甲氨蝶呤10mg，共3次。病情稳定后转入风湿科病房，予环磷酰胺0.2g静注1次，继续规律血透及硝普钠静脉泵入降压治疗，同时加用肾脏非透析药物治疗。患者未再抽搐、血压控制在140/90mmHg以内，尿量1000ml/d（呋塞米80mg q12h），Cr逐渐降至300μmol/L，血小板上升至75×10^9/L，遂停止透析，停止静脉降压和利尿剂改为口服制剂（缓释异搏定+哌唑嗪2mg q6h+拜新同）。因患者出现粒细胞缺乏（0.58×10^9/L），遂停用环磷酰胺，粒细胞数恢复正常后改为霉酚酸酯，并逐渐加量至0.75g bid。10月18日患者突发腹部剧烈胀痛并迅速加重，伴恶心、呕吐，生命体征尚平稳，胰功能（－），凝血基本正常，D-Dimer 651μg/L。血细胞再次下降，WBC 2.91×10^9/L，Hb 58g/L，PLT 6×10^9/L，血Cr又升至324μmol/L。诊断性腹穿见澄清液体引出，腹腔积液化验为漏出液，无感染征象。腹平片示肠胀气，腹部B超可见大量腹腔积液，深13cm，肝门静脉未见明确血栓。予胃肠减压、禁食补液、抗感染及抑酸治疗，但症状缓解不明显。次日患者出现视物不清，上方视野缺失，同时血压升至170/130mmHg，眼底检查示渗出性视网膜脱离。考虑SLE病情仍然活动，遂再次予甲泼尼龙冲击1g/d×3d，并硝酸甘油泵入加强血压控制于130/80mmHg左右，同时予输注血浆400ml及白蛋白支持。患者一般情况改善，尿量1600～1900ml/d（静脉呋塞米80mg/d），但仍有腹胀。遂提请内科大查房。

经多科讨论考虑诊断系统性红斑狼疮（SLE）合并可逆性后部脑病综合征，不除外合并血栓性血小板减小性紫癜（TTP）。患者继续激素及霉酚酸酯治疗，并加用卡托普利控制血压在（125～140）/（70～80）mmHg，头痛、视物模糊症状逐渐改善消失，复查头颅MRI病灶明显改善。尿蛋白逐渐减少，血肌酐降至正常，腹腔积液逐渐消退。患者及家属拒绝肾穿，遂出院继续治疗。

分析与讨论

本例患者为一青年男性，急性起病，病情进展迅速，出现多个器官和系统的功能障碍，缺乏具有特异性的检查，因此对诊治的正确性和及时性要求较高。患者主要临床表现可归纳如下：①肾脏病变：患者出现肾病综合征伴异常形态的镜下血尿，同时出现急性肾功能不全，提示存在严重的弥漫性肾小球病变；②中枢神经系统病变：患者病程中反复出现头痛和癫痫样发作，一度出现意识障碍和病理征，腰穿压力和蛋白量均显著增高，影像学提示广泛脑实质病变，但无感染证据；③血液系统病变：

起病即有贫血和血小板减少并进行性加重，网织红细胞比例增高，曾有一次外周血见破碎红细胞，但骨髓增生减低，Coomb 试验检查均阴性；④消化道病变：患者反复呕吐、腹泻，伴较顽固的漏出性腹腔积液，住院期间随全身病情加重出现一次急腹症样表现，亦无感染证据；⑤眼部病变：病程中出现渗出性视网膜脱离，表现为视力下降和视野缺损；⑥多浆膜腔积液：影像学和 B 超均证实患者存在双侧胸腔积液、腹腔积液和中大量心包积液，出现压迫症状，实验室检查提示倾向于漏出液性质；⑦免疫性异常：外院曾有一次 ANA 阳性，但入院后多次复查均为阴性，而结缔组织病的各种标志性抗体均阴性。上述诸线索之间错综复杂且可能相互影响，如何才能去芜存精，辨伪存真，直指病变的本质？该病例最终提请内科大查房，且看各相关专科医师如何条陈缕析。

血液科医师认为根据临床表现及化验指标不能排除自身免疫性溶血性贫血（autoimmune hemolytic anemia，AIHA）及微血管病溶血性贫血（microangiopathic hymolytic anemia，MAHA）。①发病过程中患者出现中重度贫血，乳酸脱氢酶明显升高，外周血网织红细胞达到 12%，支持 AIHA。虽 Coomb 试验（－）与 AIHA 诊断不符，而大多数免疫病继发的溶血性贫血 Coomb 试验（＋），但也有少数为阴性，在溶血性贫血的诊断标准中，如果激素对贫血治疗有效，同时排除其他疾病时即使 Coomb 试验（－）仍可诊断该病。该患者在激素治疗原发病症状控制后贫血有所改善，因此 AIHA 不能除外。但在很多方面表现不典型，如病程中胆红素未见明显升高，外院及我院多次骨髓检查红系增生不良，三系减少，但外周血网织红细胞增高，这些表现在 AIHA 及 Evans 综合征中少见，更常见表现为红系增生活跃，巨核细胞增多。针对这一些现象可以用以下情况解释：在严重自身免疫性疾病或严重感染时，由于各种原因可以造成急性造血停滞，临床表现为严重的三系减少，但骨髓增生低下及网织红细胞不高。随着有效治疗的应用，病情缓解，外周抑制因素解除后骨髓造血功能可以逐渐恢复，网织红细胞逐渐恢复正常，因此该患者血象改变不能除外一过性的造血停滞引发骨髓及外周血的变化。建议复查骨穿了解骨髓造血的恢复情况；②针对MAHA，有多种表现支持血栓性血小板减少性紫癜（TTP）的诊断。患者多次查血涂片，偶有少量破碎红细胞的阳性发现，病程中有严重的血小板减少，伴有抽搐、幻视等神经系统的表现（尽管神经表现可能有多种因素参与，也不除外TTP的作用），急性肾功能不全。综合以上情况，TTP不能除外，而且需要积极处理。另外，TTP分为原发性和继发性两种，原发性TTP很少见，大多数有继发因素。基础病方面目前虽未明确诊断免疫病，但在很多表现上存在一定自身免疫倾向，因此应该继续进行继发因素的排查。另一方面，TTP在各个系统的表现不特异，比如肾脏、神经系统及其他系统的改变不能区分是原发性TTP或继发性TTP。而且，随着病程的发展应监测抗核抗体（ANA），可能会有阳性发现，有助于诊断。患者从未进行正规的血浆置换，病情得到缓解，因此，TTP能否解释全貌还应通过进一步的随访观察得到更多的资料后再决定；③患者应用激素及免疫抑制剂治疗一度有效，而住院期间病情再次加重，表现为腹腔积液突然增加，伴血细胞再次下降，是否能用AIHA及TTP解释，还应继续随访骨髓、胆红素、网织红细胞。患者病情在应用激素后改善，考虑血液系统改变为原发病活动后的继发改变，因此有必要积极控制原发病。治疗原则上三者之间没有冲突；④治疗方面，如果考虑诊断TTP，首选血浆置换。在外院曾给予1次血浆置换，但是患者经济条件有限，不能承受血浆置换的费用，而且激素治疗有效，可以继续并加用免疫抑制剂。

肾内科医师认为根据患者临床表现及实验室检查结果，TTP

不能除外，且很可能继发于系统性红斑狼疮（SLE），如果确实如此，其预后较单纯狼疮性肾炎更差。但该患者血清免疫学指标阴性，临床诊断狼疮性肾炎宜慎重。此外应排除急进性肾小球肾炎，该病亦可引起急性肾衰、非溶血性贫血、低白蛋白血症等，可查抗肾小球基底膜抗体及肾活检等。肾活检检查对该患者的诊断非常有必要，不仅能准确了解肾脏本身的病变，而且对病因诊断很有帮助，但患者目前血小板低出血风险很大，而且腹腔积液量太大难以俯卧配合操作，可待病情改善后应用细针穿刺，减少出血并发症的发生。治疗方面：如怀疑 TTP 治疗上主要应用血浆置换及新鲜冰冻血浆，疗程在数周至数月不等直至病情稳定。该患者仅行一次血浆置换，主要应用激素和免疫抑制剂治疗，效果较好，考虑 SLE 不能除外。降压治疗上，如考虑 TTP 或狼疮所导致的血栓性微血管病（TMA），宜首选血管紧张素转换酶及血管紧张素受体拮抗剂，且应尽早应用，对控制血压及改善肾功能均有益处，在患者肾功能明显恢复时应用更加安全。

神经科医师认为患者明确的神经系统表现包括：头痛、反复发作癫痫和幻视等精神症状，间断缓解，近期出现眼底视网膜剥离。从患者的转归来看，尽管多系统症状似有加重，但神经系统转归相对良性。影像学表现比较有特征性，头颅 MRI 示双侧额、顶、颞、枕、双侧基底节区及小脑白质受累为主的病变，分布比较对称。值得一提的是，头颅 MRI 中 DWI 及 ADC 影像对于鉴别脑病急性期是细胞毒性坏死还是血管源性水肿有重要意义，该患者 DWI 显示等或低信号，ADC 值升高，可以排除急性期血管炎引起的脑梗死，尽管系统性疾病如血管炎也可引起脑部非血管走行分布的多发脑梗死，但与此影像不同。此患者支持血管源性水肿引起的改变，基本可以诊断“可逆性后部脑病综合征”。其发病机制是急性高血压引起血管自动调节能力下降，血压上升超过正常脑血管自动调节能力即可造成血管通透性增高，从而导致血管源性脑水肿，而在后循环供血区域，如枕叶和顶叶白质，由于相对缺乏丰富的交感神经支配而容易受损。这一综合征临床表现没有特异性，可以见于多种系统性疾病累及神经系统的情况，如自身免疫病、肿瘤等。在系统性红斑狼疮的患者中也可有此表现，主要是由急性高血压、急性肾功能衰竭，免疫抑制剂如环孢素 A 的应用、透析等狼疮继发因素引起，狼疮患者的脑血管本身存在损伤，因此更易诱发此综合征，患者症状反复发作与高血压的诱因未去除有密切关系。总之，神经系统表现对于原发病诊断没有帮助。治疗上主要是降压、控制原发病、停用或减量免疫抑制剂，神经系统损害从症状上看已改善，继续鞘内注射药物需要慎重，可于血压控制于理想水平后一段时间复查头颅 MRI + DWI 了解颅内病变恢复情况。

消化科医师认为患者多系统受累，腹部症状以腹胀为主，腹痛、腹泻症状不突出，入院前曾因肾功能不全应用缓泻中药出现腹泻，考虑为药物相关可能性大。病程中患者腹胀的症状与病情平行，经治疗病情好转后腹胀随之好转。此次病情加重，也伴有腹胀的突然加重，同时有血小板进行性下降及视物模糊。考虑腹胀的病因与原发病密切相关。可以肯定的是患者的腹腔积液的血清腹腔积液白蛋白梯度（SAAG）>11g/L，符合门脉高压性腹腔积液。腹腔积液形成的原因应该是多因素的，包括：①低白蛋白血症，低白蛋白血症与肾脏失蛋白有关，也不能除外失蛋白胃肠病，SLE 失蛋白胃肠病患者中 50% 没有腹泻症状，但存在蛋白经胃肠的丢失；②肾功能衰竭所致水钠潴留、静水压升高；③原发病所致的浆膜炎，因为以上两因素虽可以解释腹腔积液为漏出液，但不能解释腹腔积液变化与病情相关。从临床上分析，在腹腔积液增加的同时，影像学上也可见到胸腹腔积液、心包积液，因此腹腔积液突然增多考虑与原发病导致的浆膜炎有关。尽管大多数 SLE 引起的浆膜炎大多为渗出液，但是也有漏出液的可能。国内发表的一篇病例总结，在 29 例确诊 SLE 合并腹腔积液的患者中，有 8 例为漏出性腹腔积液；④患者病情急性加重过程中出现腹腔积液的突然增多伴有腹痛，还应考虑血管因素的参与，当时查门静脉无血栓形成，肝脏无进行性增大及肝功能异常，基本可除外肝前门静脉血栓形成及急性布-加综合征所致腹腔积液突然增多。另外，还应除外肠系膜缺血及肾静脉血栓形成等血管因素导致腹腔积液的可能。治疗上主要包括限盐、利尿，效果不佳可治疗性放腹腔积液，每放 1L 腹腔积液补充 8g 白蛋白，避免血容量不足导致的肾脏灌注不足。对难治性腹腔积液，如激素治疗效果欠佳，文献中提到加用免疫抑制剂。局部注射激素主要针对免疫复合物沉积引起的渗出性浆膜腔积液，该患者为漏出性腹腔积液，不适用。

眼科医师认为患者突然起病，双眼同时受累，既往无高度近视，无外伤史，诊断为“渗出性视网膜脱离”。该眼底病变在 SLE 患者中并不常见。SLE 眼底病变常见表现为眼底棉绒斑及小血管栓塞。但文献也有报道，SLE 患者可出现渗出性视网膜脱离、视盘新生血管、脉络膜炎等罕见眼底病变，这些表现与 SLE 病程无关，与病变的严重程度有关，多在病情突然加重时出现。患者存在肾性高血压，但患者 10 月 17 日眼底检查未见眼底血管变细、交叉征等改变，因此不考虑高血压眼底病变。TTP 也可引起眼底病变，常见表现为黄斑区黄白色病变，第一次检查中未见，可基本排除。治疗上主要是控制原发病，可应用激素及免疫抑制剂（环磷酰胺或环孢素 A）。随着原发病控制，视网膜下液体吸收，视网膜可恢复原位，视力恢复。如果脱离时间过长，视锥视杆细胞受损则可影响视力。

风湿科医师综合各科意见认为患者主要表现为多系统受累，未发现其他病因，根据临床表现及辅助检查，考虑SLE诊断明确。患者入院后多次查抗核抗体（ANA）均为阴性，系统性红斑狼疮一般有两种情况可以出现ANA阴性：①检测技术方面，以前应用鼠肝作为底物检测ANA，由于鼠肝抗原成分的缺陷导致检测结果阴性，但近期应用Hep-2细胞技术后基本克服了这种情况；②病情较重或疾病不同阶段如终末期狼疮患者由于抗原抗体复合物沉积在组织中，导致外周血中无法检测到。但是随着病情逐渐好转，ANA会逐渐出现。根据国内外文献报道，SLE患者在疾病某个阶段外周血中肯定会检测到ANA，如果ANA始终阴性，诊断SLE应非常谨慎。该患者在院外曾有ANA阳性发现，且效价较高，入院后ANA阴性，考虑可能大量沉积在组织中，导致与临床症状相符的严重组织损伤，所以诊断上仍然考虑ANA阴性的的系统性红斑狼疮。该患者临床上更多的表现为微血管病变，与常见SLE表现不一致。这是因为SLE是一种全身性疾病，可累及机体任何系统，出现多种多样的临床表现，比如肾功能不全、贫血、血小板减少及神经系统表现。另外，患者的多浆膜腔积液固然与低蛋白血症和水钠潴留有关，但纠正相关因素后腹腔积液仍较为顽固，而激素加量后进展速度得到控制，不得不考虑与SLE相关。最后，关于患者的中枢神经系统病变在整个病程中波动较快，且基本上都与血压控制不佳的情况平行出现，因此同意神经科意见，倾向于诊断高血压相关的可逆性后部脑病综合征，但SLE很可能是其易患和加重因素。患者之后的治疗反应也证实了这一点。

（陈　兴　王　迁　田新平）

专家点评

赵岩医师：通过本例，我们不难发现这样一个问题：根据美国风湿病学会（ACR）1997年推荐的SLE分类标准，几乎所有血栓性血小板减少性紫癜（TTP）患者均很容易满足系统性红斑狼疮的诊断，因为TTP的典型临床表现包括微血管病性溶血性贫血、血小板减少、神经系统症状、肾脏损害、发热这五联征。这五项临床表现涵盖了SLE分类标准中血液系统、神经系统、肾脏受累的表现，如再有浆膜炎（如本例中出现的多浆膜腔积液）就可被诊为抗体阴性的系统性红斑狼疮，如有非特异性ANA阳性，更易被误诊为系统性红斑狼疮。然而确实有2%~3%的SLE患者可继发TTP。TTP和SLE处理原则并不矛盾，但在TTP中血浆置换是首选，优于激素及免疫抑制剂治疗。如将TTP临床表现简单归因于SLE多系统累及，可能延误最佳治疗方式的选择。因此本例中，我们应注意以下两点：①ANA阴性的SLE是否能够诊断？根据国内外文献报道，SLE患者在疾病的某个阶段外周血中肯定会出现ANA，患者多次查ANA阴性，一般有两种情况可以出现ANA阴性：a检测技术方面，以前应用鼠肝作为底物检测ANA，由于鼠肝抗原成分的缺陷导致检测结果阴性，但目前应用Hep-2细胞技术后基本克服了这种情况；b病情较重或疾病不同阶段如终末期狼疮患者由于抗原抗体复合物沉积在组织中，导致外周血中无法测到。②假设患者进行肾穿或者长期随访明确有SLE相关抗体，在诊断SLE后也应考虑继发TTP的可能。因为TTP是危急重症，在未行血浆置换前，死亡率几乎在80%~100%，仅有极少部分患者单纯对激素及免疫抑制剂有效。本例患者院外仅行一次血浆置换，入我院后由于经济原因未再行血浆置换。所幸患者对激素及免疫抑制剂反应较好，虽然第一次冲击治疗后病情曾有反复，但再次冲击治疗后仍然有效，患者病情好转出院，需要长期随访远期预后。

第13例　反复月经增多－双下肢水肿

病例摘要

患者女性，44岁。因“反复月经增多6年，加重伴双下肢水肿2个月”入院。患者6年前无明显诱因出现月经量增多，外院查血常规示：血红蛋白（Hb）51g/L，白细胞（WBC）2.4×10^9/L，血小板（PLT）45×10^9/L。行子宫诊刮术后出血停止。此后月经量基本正常。4年前患者出现全身散在出血点，伴鼻出血和齿龈出血。查血常规示WBC 3.13×10^9/L，Hb 95g/L，网织红细胞（RET）3.23%，PLT 5×10^9/L；骨髓涂片示：增生活跃，共数34个巨核细胞，分类不详。抗核抗体（ANA）阳性，诊为“免疫性血小板减少性紫癜（ITP）”。予静脉用免疫球蛋白（IVIG）20g/d（疗程不详）、泼尼松60mg/d及达那唑治疗后，PLT升至60×10^9/L。泼尼松减至35mg/d时，PLT再次下降，糖皮质激素（简称激素）和达那唑共用4个月，停药后PLT进一步降至21×10^9/L并出现皮肤淤斑。遂于外院行腹腔镜下脾切除术，病理示：脾小结轻度增生，脾窦轻度淤血，散在少量中性粒细胞及浆细胞浸润。术后血小板仍进行性下降，再予IVIG后PLT波动在（30～50）×10^9/L。1年前患者再次出现鼻出血、齿龈出血、月经量增多，经输血、IVIG等治疗后缓解。2个月前患者又出现月经淋漓不尽，每月持续10余天，伴双下肢水肿，夜尿增多至2～4次/晚，尿性状正常。3天前就诊于我院急诊，查

WBC 19.54 $\times 10^9$/L，Hb 62g/L，PLT 5 $\times 10^9$/L。加用去氧孕烯炔雌醇片及止血、输PLT后出血停止。为进一步诊治收入我院血液科。自发病以来患者体重无明显变化，无皮疹、口干、眼干、雷诺现象、脱发。**既往史：**3年前患者出现双髋部疼痛，严重时不能行走。查CT示：双侧股骨头坏死，考虑与应用激素有关，未予处理。个人史：曾从事油漆工3年、电焊工4年。吸烟20年，10支/天，偶饮酒。月经婚育史：14 $\frac{7}{30\sim60}$，末次月经2009年4月7日，G_1P_1。家族史无特殊。**入院查体：**生命体征平稳，贫血貌，皮肤、巩膜无黄染、淤点或淤斑，浅表淋巴结未及，双肺呼吸音清，肺动脉瓣听诊区闻及吸气相 P_2 分裂，左上腹见手术瘢痕，腹软，无压痛，肝未触及。双小腿重度可凹性水肿。**入院诊断：**免疫性血小板减少性紫癜，脾切除术后，失血性贫血，双侧股骨头坏死。

辅助检查：

血常规变化表

日期	WBC ($\times 10^9$/L)	Hb (g/L)	PLT ($\times 10^9$/L)	RET（%）	输血制品
2009年4月28日	19.5	62	5		PLT2U
2009年5月3日	13.97	76	20		
2009年5月14日	5.38	82	22	4.23	
2009年5月17日	6.74	85	49		PLT1U
2009年5月19日	14.67	85	66	4.03	

血生化变化表

日期	ALT (U/L)	TBil/DBil (μmol/L)	TP (g/L)	ALB (g/L)	PA (mg/L)	输白蛋白
2006年9月7日外院	20	11.03/1.73	85.9	41.2		
2009年5月4日	38	6.0/1.6	41	18	246	10g/d×3d
2009年5月18日	33	4.2/0.9	50	20	160	

（注：TBil：总胆红素；DBil：直接胆红素；TP：总蛋白；ALB：白蛋白；PA：前白蛋白）

其他常规检查：尿常规：蛋白：微量~0.3g/L；24h尿蛋白：390~340mg；便常规+潜血：（-）×2次；（+）×1次；肾功能多次正常。

血液系统检查：血涂片：大致正常；骨髓涂片：增生活跃，粒红比例=1.5∶1，红系中晚幼红细胞比例增高，可见嗜多色性细胞，巨核细胞12个，颗粒巨细胞11个，血小板减少，考虑血小板减少症；骨髓活检：未见异常；血清铁0.41mg/L（正常：0.8~1.0mg/L）、总铁结合力1.61mg/L（正常：2.0~4.0mg/L），转铁蛋白饱和度、铁蛋白、叶酸、维生素B_{12}均正常；Coomb试验：C3型（+）；血浆游离血红蛋白：46mg/L（正常<50mg/L）；免疫固定电泳：未见单克隆蛋白；血、尿轻链正常。

炎性指标：ESR 67mm/第1小时；C反应蛋白：114mg/L（正常：<25mg/L）；补体：CH50和C4正常、C3 0.43g/L（正常：0.6~1.5g/L），IgG 4.54g/L（正常：7.0~17.0g/L），IgA正常，IgM 0.37g/L（正常：0.6~2.5g/L）。

免疫指标：ANA：胞质型1∶80~1∶160；抗可取提核抗原（ENA）抗体谱：1次全为阴性，1次为抗SSA抗体：（双扩散法）1∶1阳性；自身抗体、狼疮抗凝物、抗心磷脂抗体、抗β_2-

GP_1 抗体、抗 rRNP 均（-）。

因上述检查提示可能存在干燥综合征（Sjögren syndrome，SS），请眼科查 Schimer 试验（-）；口腔科查唾液流率正常，腮腺造影图像、排空亦正常，均不支持干燥综合征。因 SS 常合并慢性淋巴细胞性甲状腺炎，进一步查抗甲状腺过氧化物酶抗体（A-TPO）1.149×10^5U/L（正常：$<0.34\times10^5$U/L）、抗甲状腺球蛋白（A-Tg）8.574×10^5U/L（正常：$<1.15\times10^5$U/L）；甲状腺刺激素（TSH）6.4mU/L（正常：0.27～4.2mU/L）。

影像学： 为明确 ALB 是否由消化道丢失，行腹盆部增强 CT + 小肠三维重建示：十二指肠、空肠肠壁弥漫略增厚，强化略增高；胆囊结石；少量腹腔积液、盆腔积液；胃小弯侧、心膈角多发小淋巴结。胃镜示：十二指肠球部黏膜显水肿，斑片状充血，点状出血；球后、降段无异常，考虑浅表性胃窦炎合并十二指肠球炎。

诊治经过： 入院后查：PLT、Hb 低于正常（血常规变化表），血白蛋白（ALB）显著降低（≤20g/L，血生化变化表）。应用去氧孕烯炔雌醇片后月经停止，予利尿、输注白蛋白，但下肢水肿无明显减轻。经内科大查房，诊断为“系统性红斑狼疮，失蛋白性肠病”，予 CTX 400mg/w，共 2 次，患者 PLT 恢复至 100×10^9/L 以上，但同时出现药物性肝炎。查：ALT 828U/L，AST 1677U/L，ALB 仍 15g/L，遂停用 CTX。权衡持续低白蛋白血症和股骨头坏死两方面的风险并与患者充分沟通后，加用泼尼松 60mg/d，肝功能正常后改用 CsA 200mg/d，并予碳酸钙、活性维生素 D 和阿仑膦酸钠防止骨质疏松，予氢氯噻嗪和螺内酯利尿治疗。2010 年 3 月 3 日随访（即治疗后 10 个月），激素已逐渐减至 7.5mg/d，CsA 减至 100mg/d 维持，复查血常规：Hb 164g/L，PLT（84～245）$\times10^9$/L，Ret 2.56%；肝功能：ALB（26～35）g/L；尿常规：蛋白（-），红细胞（-）；补体均在正常范围。患者下肢水肿已基本消失，MRI 示股骨头坏死病变无明显加重。

分析与讨论

本例的临床表现隐匿而复杂，其特点如下：中年女性，慢性病程，近 2 个月加重。最突出表现为 PLT 减少，外院诊断 ITP，应用激素、达那唑及脾切除术，治疗有效但常反复，且并发股骨头坏死。另一个问题是贫血。第三个问题为近期出现双下肢水肿，血白蛋白显著降低。由于临床线索复杂，确诊困难，故而提请内科大查房。

血液科医师首先从 PLT 减少入手，展开诊断思路。根据 2009 年 3 月修订的北京 ITP 协作组诊断标准，多次查血小板低于正常，脾脏不大或轻微肿大，骨髓中巨核细胞成熟障碍，同时排除其他假性或继发性血小板减少。可诊断原发性免疫性血小板减少性紫癜。但免疫破坏导致血小板减少的原因中仍有少部分继发因素，其中以系统性红斑狼疮（SLE）、抗磷脂综合征（APS）和感染如人类免疫缺陷病毒、丙型肝炎和幽门螺杆菌等为主。此患者虽然病史已有 6 年，病毒感染和 HP 目前无证据，但继发 ITP 仍不能除外，加之 Coomb 试验阳性，抗 SSA 抗体阳性，甲状腺自身抗体阳性，自身免疫性疾病应当放在首位排查。其次，贫血不能完全用失血解释：①平均红细胞体积偏大：失血多造成缺铁性贫血，即小细胞低色素性贫血；②多次查 Ret 升高，Coomb 试验阳性，铁蛋白正常：缺铁性贫血患者铁蛋白下降应十分显著。根据以上考虑自身免疫性溶血性贫血（AIHA），结合 ITP 可诊断 Evans 综合征。但也有溶血不能完全解释之处，包括血胆红素、乳酸脱氢酶正常，可能溶血轻微或存在其他原因，如慢性病贫血。在Evans综合征的继发因素中，以自身免疫性疾病为主。患者ESR、CRP升高，补体下降，ANA阳性，抗SSA阳性，尿蛋白阳性，因此本例Evans综合征继发于自身免疫性疾病可能性最大。其他药物、妊娠、肿瘤目前证据不足。

治疗上，激素对于ITP的有效率约90%，但大部分患者复发，长期激素有效率仅30%左右。激素无效可考虑脾切除，有效率约50%，对切脾无效或不接受的患者可以选用免疫抑制剂，包括环磷酰胺（CTX）、环孢素A（CsA）等或进行造血干细胞移植。此患者尽管激素治疗曾有效，但目前存在股骨头坏死，不宜应用。对于难治ITP如果为免疫病继发，则CTX效果较好。利妥昔单抗对难治性ITP效果较好，有效率为50%~60%，AIHA治疗效果稍差，Evans综合征治疗有效率更低，加之价格昂贵，不作为首选。需要先明确诊断再讨论治疗。

肾内科和消化科医师则以低蛋白血症作为切入点。低蛋白血症原因有几方面：摄入不足、分解过多、合成障碍和丢失增加。其中摄入不足和分解过多在此患者基本上不存在。另一方面为合成障碍，该患者多次查肝功能正常，既往无肝病病史，亦不能解释。丢失过多因素需要重点考虑。患者反复查24h尿蛋白仅0.3g。追问病史，患者于2008年9月即间断出现双下肢和颜面水肿，在当地医院按肾病治疗，但当时肾功能正常，疗效不佳，所以低蛋白血症不是肾脏丢失蛋白所致。需要除外其他途径的丢失：①月经量多，出现严重贫血，补体、免疫球蛋白、总蛋白均低。考虑月经量多时是否伴随失血丢蛋白，但目前不明确；②胃肠道丢失蛋白：即失蛋白肠病，其临床表现不具特异性，可表现为双下肢、颜面、全身水肿等。失蛋白肠病往往伴随消化系统症状，包括腹胀、腹痛、腹泻、营养不良等。患者虽无明显消化道症状，也不能排除肠道丢失蛋白可能。我院消化科总结 60 例失蛋白肠病患者，其中 10 例完全没有消化道症状，有 9 例有腹部不适和轻度腹泻。失蛋白肠病常见的原发于消化道的病变是淋巴管扩张症，患者胃镜检查达十二指肠降部，未发现肠壁水肿和淋巴管扩张的特征性表现。还有可能肠系膜淋巴病变所致肠道淋巴回流受阻，小肠 CT 三维重建提示胃小弯侧多发小淋巴结，但不足以造成淋巴管阻塞。其他还需要除外如：①巨大肥厚性胃病：胃镜特征表现为胃黏膜肥厚，但此患者无此表现；②肿瘤：目前无证据；③炎症性肠病：目前亦无证据。

另外应考虑该有无系统性疾病导致失蛋白肠病发生，其中以 SLE 最常见。该患者小肠 CT 三维重建提示第一组至第三组小肠黏膜增厚；同时也有免疫指标异常，因此 SLE 不能除外。2006 年我院风湿科郑文洁医师曾报道 19 例 SLE 合并失蛋白肠病，其中 9 例无消化道症状。人白蛋白核素示踪显像是诊断失蛋白肠病的金标准，但我院目前无法开展。小肠 CT 三维重建虽然提示局限性小肠壁增厚，分界清楚，但由于 CT 不能看到黏膜像，建议行小肠镜或胶囊内镜或口服小肠造影，必要时也可行结肠镜检查。患者不仅白蛋白低，总蛋白也低，因此应考虑肠道丢失蛋白所致。

此患者毕竟有少量尿蛋白，提示可能存在肾损害，但尿常规红细胞为阴性，肾功能正常，血压正常，故目前肾损害程度较轻。因为目前原发病诊断不清，不除外系统性疾病，例如 SLE，在以后诊治过程中可监测尿蛋白，进一步除外系统性疾病导致的肾损害。

风湿科医师综合上述几科对于各自系统损害的评估和定性，认为该患者的临床表现虽不典型，但仍可诊断 SLE。这个病例可让临床医师更深刻地理解 SLE 的诊断策略。临床医师通常借用 1997 年 ACR 修订的分类标准来诊断 SLE，但需要强调的是此标准为分类标准而非诊断标准，临床中存在大量SLE病例并不满足4条以上分类标准，而即使满足了上述标准，也需要除外其他病因后方能确诊SLE，所以诊断SLE时不能机械地“数标准，定诊断”。具体到每个患者，应关注两方面问题：①系统损害的特点是否具有自身免疫反应基础或具有SLE的特异性病理表现（如血管炎）。例如自身免疫性溶血性贫血对于诊断SLE的价值就比慢性病贫血大；②患者是否存在有确定意义的自身抗体。

此患者ANA核型为胞质型，效价为1∶80～1∶160。我院风湿科实验室由于底物的改进使得ANA检测的敏感性大大增加，但假阳性率也随之增高，所以效价为1∶160只能算弱阳性。但反复查抗SSA抗体（双扩散法）阳性，该方法特异性较高，即使原倍阳性（即血清未经稀释）也有确定的临床意义。需要特别指出的是，虽然此项抗体以干燥综合征（SS）命名，但对于诊断SLE也有十分重要的价值，建议临床医师给予足够的关注。另一方面，该患者系统受累的证据似乎不多，目前明确的只有血液系统受累，主要表现为自身免疫性溶血和ITP。第二个受累脏器非常隐匿，切入点是低白蛋白血症，同意消化科意见考虑为失蛋白肠病所致。虽然经典的SLE分类标准和疾病活动性指数（SLEDAI）中均未包括此种表现，但随着近年来对SLE认识的增加，已经公认失蛋白肠病是SLE常见的胃肠道受累表现之一，因此2004年最新版的BILAG评分中已经纳入了该种表现，因此这是第二个较为确切的受累系统。SLE发生失蛋白肠病的机制在文献中提到的主要有两种：一种是血管炎，这是SLE的病理基础，有一部分患者表现为肠道血管炎，此类患者的SLE活动性往往较高，SLEDAI评分多在15分以上，皮肤指端常亦可见血管炎体征。另一种机制为肠道血管中补体的转化与激活，影响血管的通透性的增加，多种蛋白从血管渗漏而出。第三个脏器是甲状腺，检查发现患者A-TPO、A-Tg升高，也提示与自身免疫有关。SLE 和 SS 患者都易合并慢性淋巴细胞性甲状腺炎。询问病史患者近期出现夜尿增多、尿比重下降、二氧化碳结合力偏低提示可疑代谢性酸中毒，需要警惕继发性 SS。追问病史，患者在外院已经有中等效价的 ANA，风湿科在这种情况下（确定的 ANA + 典型的 SLE 临床表现）虽然并不够 4 条分类标准，也可以考虑诊断为 SLE，类似的情况还可见于隐匿型 SLE 和晚期 SLE。

SLE 患者多 IgG 增高，但如合并失蛋白肠病可以出现 IgG 反常下降，约占 SLE 合并失蛋白肠病的 60%，主要原因是因为免疫球蛋白也从肠道丢失所致。

治疗方面，由于目前存在血液系统、消化系统受累，考虑 SLE 处于病情活动期，需积极治疗，应用大剂量激素，如有危及生命或严重影响预后的病情发生，甚至可考虑激素冲击治疗。同时应加用免疫抑制剂，首选 CTX。患者股骨头坏死考虑与既往长期大量使用激素有关，虽然影像学上有改变，但功能并没有明显受损。考虑到目前存在严重的低白蛋白血症（<20g/L）可能引起严重合并症（如感染、血栓形成等），还是可以考虑短期使用激素，同时加用免疫抑制剂可有助于激素尽快减量。该患者之后长达 10 个月的随诊结果也证实了这一点。

（庄俊玲　王　迁　李梦涛）

专家点评

张奉春医师：系统性红斑狼疮（SLE）看似是一个简单的疾病，实则是一种非常复杂的疾病，甚至可以说每一例患者都难以完全复制，各有其自身的特点。针对本例患者特点有三：

1．本例患者初发表现是以血小板下降为主。以往的特发性血小板减少性紫癜已被证明与自身免疫相关，因此现在也称为免疫性血小板减少性紫癜。尽管人类自身免疫病有很多种，但其基础都是自身免疫系统出现了问题，目前医学还无法完全说明什么原因使得这些疾病的自身免疫异常的途径不同从而出现不同的临床表现，甚至一些免疫异常途径相似的疾病甚至同种疾病也可出现不同的临床表现，并且在病程中会出现疾病间的相互转化和重叠。因此本病例在最初即可能为一个以血小板下降为主要表现的早期SLE，或是从单个系统出现异常的自身免疫损害，逐渐演化为累及多个系统并最终发展为SLE。

2．抗核抗体低效价。有些SLE病例在疾病的某个阶段甚至检测不到抗核抗体或仅有低效价抗核抗体，这与其自身免疫反应的异常特点有关，另外本例患者有失蛋白性肠病，造成低蛋白血症也可是抗体效价低的原因之一。

3．低蛋白血症，特别是低白蛋白血症。经临床分析，患者的这一临床表现是蛋白肠道丢失所致。SLE是一可以影响到全身各个系统的疾病，尽管少见，但蛋白经肠道丢失在SLE中完全可以存在，在今后的临床工作中应该提高警惕，避免漏诊和误诊。

第 14 例　间断胸闷气短 - 下肢痛伴气短 - 抗磷脂综合征

病例摘要

患者女性，55 岁，因“间断胸闷、气短半年，下肢痛伴气短加重 1 周”入院。患者 2007 年 10 月无诱因出现间断活动后气短、乏力，偶测体温 37.5 ~ 38.6℃，伴盗汗，后逐渐出现夜间间断憋气，需高枕卧位，无少尿及水肿。2008 年 4 月初患者突发双下肢疼痛，进行性加重，以左侧明显。次日出现活动后气短，伴胸前区深吸气时锐痛和干咳，无咯血。其后胸痛逐渐自行缓解，但气短症状进行性加重。来我院急诊就诊，查：血、尿常规及肝肾功能大致正常；D-二聚体 1.68mg/L（正常 < 0.3mg/L）；血沉 119mm/第 1 小时；C 反应蛋白：12.0mg/L（正常：< 25mg/L）；抗心磷脂抗体（+）；血气分析（自然状态）：pH 7.477，PaO_2 67.6mmHg，$PaCO_2$ 36.1mmHg，HCO_3^- 26.4mmol/L；胸 X 线片：双肺野未见异常；超声心动图：肥厚性心肌病（非梗阻型），心肌回声增强；下肢深静脉彩超：左小腿深静脉血栓形成，位于胫后静脉内及上中部肌间静脉丛内，双侧股总、股浅、腘及右侧胫后静脉正常；CT 肺血管造影（CTPA）显示：双肺动脉骑跨型栓塞。患者自觉起病以来视力下降明显，间断口腔溃疡、双手及腹股沟部位丘疹，否认外阴溃疡、面部红斑、光过敏、雷诺现象、关节肿痛。疑为“结缔组织病继发抗磷脂综合征所致的肺栓塞”收入我院风湿科。**既**

往史：体健，否认长期用药史。**月经婚育史：**宫内节育器避孕，绝经后未应用雌激素替代治疗。G_4P_4，1子1女于新生儿期夭折，原因不详。现有子女各1名，均无血栓栓塞病史。无习惯性流产史。**家族史：**患者父母死因不详，一姐60岁时死于“动脉栓塞”，另一姐体健。**体格检查：**口腔未见溃疡；心肺腹部查体无异常；左下肢周径较右侧长3cm，左侧踝部及可凹性水肿；各关节无红肿、疼痛；双下肢腓肠肌压痛；双足皮肤粗糙，未见明显皮疹。

诊疗经过：入院后考虑肺栓塞诊断明确，遂予卧床制动和低分子肝素抗凝治疗，同时进一步寻找血栓形成的原因。查：抗核抗体（ANA）胞质型1∶80；抗双链DNA、抗可提取核抗原抗体（-）；抗中性粒细胞胞质抗体（ANCA）核周型1∶80，PR3-ANCA及MPO-ANCA（-）；针刺反应（-）；抗心磷脂抗体、抗β_2-GP1抗体、狼疮抗凝物均（-）；同型半胱氨酸：13.0μmol/L；肿瘤标志物筛查：CA242、CA50、CA199、CA125、CA153、CEA均在正常范围；腹部B超：肝胆胰脾未见明显异常。腹部CT：肝左叶低密度影，韧带附着可能性大；膀胱壁厚。泌尿系统及盆腔B超正常。**凝血功能相关检查：**活化蛋白C抵抗（activated protein C resistance，APCR）试验：15.3s（较正常范围延长），其余蛋白S、蛋白C和抗凝血酶等活性均正常。另测定患者亲属APCR试验，结果提示其子女均有APCR试验延长。**出院诊断：**遗传性抗活化蛋白C症。继续予患者低分子肝素抗凝，后过渡为华法林抗凝。患者门诊随访2年中未再出现气短症状。

分析与讨论

根据患者临床表现、血管彩超及CTPA结果，下肢深静脉血栓及肺栓塞诊断明确。入院时从易栓症着手进行鉴别诊断。易栓症是一种持续的高凝状态，可以导致血栓形成风险增加，临床表现为血栓形成，包括下肢深静脉形成、肺栓塞等，少数也可有动脉血栓形成。常见易栓症的病因包括遗传性因素及继发因素。后者常见于肿瘤、炎症性疾病、药物等原因。由于患者为中年女性，存在发热、乏力、皮疹、口腔溃疡和视力下降等多系统症状，同时血沉和C反应蛋白等炎症指标升高，且ANA、ANCA及抗心磷脂抗体1次检测为阳性，故曾考虑结缔组织病继发的抗磷脂综合征。但随后的特异性自身抗体检查未明确指向某一具体疾病，亦无贝赫切特综合征和抗磷脂综合征等易出现大血管血栓栓塞疾病的临床表现。同时检查亦未发现肿瘤、血液系统疾病和药物因素的证据。

对首次血栓事件发作年龄在50岁以下、非肿瘤相关的、反复发作或非常见部位形成血栓的患者，需要考虑遗传性或先天性凝血因子异常引起的易栓症，需行凝血功能的相关筛查，包括凝血酶原时间、活化部分凝血活酶时间（APTT）、纤维蛋白原、D-二聚体、蛋白S和蛋白C活性、抗凝血酶活性、抗APCR、血同型半胱氨酸定量等。患者APCR试验阳性，可诊断为抗活化蛋白C症。因患者的一位姐姐死于“动脉栓塞”、一子一女早夭，考虑到可能存在遗传性抗活化蛋白C症，对患者子女进行筛查，结果发现其一子一女亦存在抗活化蛋白C症。

蛋白C通过灭活活化V因子及Ⅶ因子而具有抗凝功能。抗活性蛋白C症是指患者血浆可抵抗外源性活化蛋白C活性，实验室检查表现为添加活化蛋白C后APTT无明显延长。抗活性蛋白C症可分为遗传性和获得性两大类，获得性抗活性蛋白C症可见于妊娠、口服避孕药、风湿免疫病、炎性肠病、造血系统疾病、恶性肿瘤等。临床上多表现为反复静脉血栓形成、反复流产等，亦有可能出现动脉血栓情况。在风湿免疫病中，尤其是合并系统性红斑狼疮及抗磷脂抗体综合征时，出现抗活性蛋白C症多提示有较高血栓形成风险及反复流产风险，并与狼疮抗凝物、抗 β_2 糖蛋白1 IgG抗体有关；而在非系统性红斑狼疮患者中，抗活性蛋白C症主要与蛋白S抗体形成有关。遗传性抗活性蛋白C症的主要原因是编码V因子的基因突变，包括欧美地区高加索人种常见的FV-Leiden突变（Arg506→Gln），以及非常罕见的FV-cambridge（Arg306→Thr）、FV-HongKong（Arg306→Gly）突变等；明确诊断需要进行基因分析测序。本例患者及其他患病亲属经基因测序分析，发现存在一种极为罕见的V因子基因突变，故最终诊断遗传性抗活化蛋白C症。

抗活性蛋白C症确诊后，在去除和治疗可能获得性因素基础上，最重要的治疗方法仍是抗凝治疗，尤其是当存在明确血栓病史时。美国胸科医师学会推荐：在急性下肢深静脉血栓或肺栓塞患者中，低分子肝素或普通肝素应至少应用5日，同时在治疗首日即加用维生素K拮抗剂。对合并暂时性继发危险因素的患者，推荐应用维生素K拮抗剂抗凝3个月。而对原因不明的患者，推荐应用维生素K拮抗剂抗凝至少3个月。对ATⅢ缺乏、纯合子型遗传性易栓症及2种以上的凝血因子异常，推荐终生抗凝，而V因子突变、PT G20210A、高Ⅷ因子等，推荐6～12月的抗凝治疗，维持国际标准化比值（INR）（2～3之间），而蛋白 C 及蛋白 S 缺乏则可能适合较积极的抗凝治疗。本例应考虑终身抗凝治疗。

（王春耀　王　迁　张　文）

专家点评

张烜医师：该患者下肢深静脉血栓及肺栓塞目前从患者及家属的 APCR 试验来看，诊断为遗传性抗活化蛋白 C 症。虽然因目前没有找到贝赫切特综合征和抗磷脂综合征等病证据，也未发现肿瘤、血液系统疾病和药物因素的证据，暂时诊断遗传性抗活化蛋白 C 症。但该患者 55 岁起病，且起病似较急，伴有发热、ESR 明显增高，个人认为仍需警惕获得性抗活化蛋白 C 症。此患者仍在主治医师密切随诊中。

第15例 发热、活动后气短-颈部不适

病例摘要

患者女性，28岁。因“反复发热、心悸、活动后气短半年”于2007年3月30日入我院。患者2006年11月起无诱因出现发热，T 37.5℃，无盗汗，并于2周内逐渐出现心悸、活动后气短。外院查血沉（ESR）92mm/第1小时，抗核抗体（ANA）、抗ds-DNA抗体均（-），PPD（-），曾予抗感染治疗无效，间断使用地塞米松及泼尼松，症状可好转，但停药后症状反复，为进一步诊治入院。患者既往体健，无皮疹、关节肿痛、口腔溃疡、光过敏及脱发，无口眼干，无头痛、头晕及活动后肢体无力，无咳嗽、咳痰。家族史（-）。入院查体：体温37.8℃，双上肢血压对称120/70mmHg，浅表淋巴结无增大，心率100次/分，律齐，主动脉瓣区可及3/6级收缩期杂音，背部肩胛区第5~7肋间及吹风样血管杂音。双肺、腹（-）。双桡动脉、足背动脉搏动对称，颈部、腹部未及血管杂音。入院后完善检查，血常规：白细胞（WBC）$10.64\times10^9/L$，血小板（PLT）$606\times10^9/L$，血红蛋白（Hb）、尿常规正常，ESR 140mm/第1小时，C反应蛋白（CRP）134mg/dl，ANA、抗dsDNA、抗可提取性核抗原（ENA）、抗中性粒细胞胞质抗体（ANCA）、抗心磷脂抗体（ACL）、狼疮抗凝物（LA）均阴性，免疫球蛋白（Ig）、补体C3正常，CH50 72.3U/ml，C4 44.3mg/dl；血气分析：pH

7.455，PO_2 69.9mmHg，PCO_2 39.2mmHg。超声心动图未见明显异常。因听到背部血管杂音行肺动脉 CT（CTPA）：左上肺尖段肺动脉闭塞，左上肺后段肺动脉起始段狭窄，左舌叶肺动脉段起始段狭窄，未见明确栓塞（图 15-1）。颈部、锁骨下、腹部血管超声未见明显异常。考虑大动脉炎（肺动脉型），给予泼尼松 50mg 每天一次，环磷酰胺（CTX）200mg 隔日一次静脉点滴，体温正常，2 周后症状完全缓解。复查血气：PO_2 87.8mmHg，ESR 38mm/第 1 小时，CRP 8.84mg/dl。出院后激素逐渐规律减量，CTX 600mg 每 2 周一次静脉点滴。2007 年 7 月患者自行停用静脉 CTX，改为口服 100mg 每天一次。2007 年 8 月再次发热，

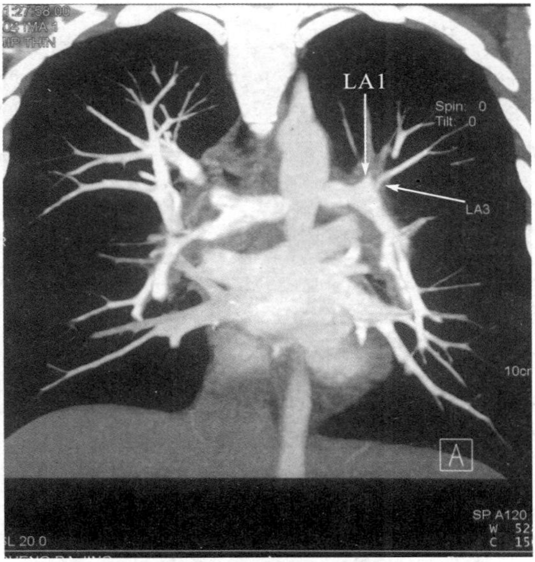

图 15-1　左上肺尖段（LA1）动脉闭塞，左上肺前段肺动脉（LA3）起始段狭窄，左舌叶肺动脉起始段狭窄，远段扩张，双下肺动脉管腔狭窄

自觉右颈部不适，11月来我院门诊就诊，查体右颈部可及血管杂音，ESR 75mm/第1小时，CRP 74.3mg/dl，血管B超：右颈总动脉管壁全程增厚，最厚处0.13cm（半年前0.06cm）。超声心动图示轻度肺动脉高压43mmHg。将激素加量至40mg每天一次，继续CTX 100mg每天一次，并加用依木兰（硫唑嘌呤）50mg每天一次。随诊近2年病情稳定。

分析与讨论

患者为青年女性，病程半年，突出的表现是发热以及活动后气短。查体在胸背部-右颈部可及血管杂音，炎性指标明显升高，影像学可见多发肺动脉狭窄-右颈总动脉增厚，肺动脉压升高，因此该患者大动脉炎（TA），头臂型+肺动脉型，肺动脉高压诊断明确。

反观该患者的病程，在最初诊断难点主要有两方面：

1. 患者起病初主要表现为非特异性症状——发热，伴有活动后气短，但无皮疹、关节炎等多系统受累的表现。在年轻女性长期发热的病因中，结缔组织病是一个重要原因，而其中最常见的引起发热的疾病是成人Still病、系统性红斑狼疮（SLE）、干燥综合征（SS）。成人Still病一般有皮疹和关节炎表现，血WBC明显升高，该患者并不符合；SLE和SS除多系统受累外，有特异性的抗体，该患者查抗体阴性，也可除外；此时很容易被漏诊，单纯因此而除外结缔组织病的诊断。其实，在我们的免疫系统疾病中，系统性血管炎也是常见的发热原因之一。有报道12年来住院治疗的159例大动脉炎患者中，发热为首发表现的占19.5%，而女性更易以发热为首发表现，高达24.2%。

该患者无其他系统表现，ANCA阴性，小血管炎不符合。病初如果查体不仔细，未发现胸背部杂音，或针对杂音只是进行心脏方面的检查，未进行肺血管方面的特殊检查，也不易发现大血管病变而漏诊。

2. 该患者病初单纯肺动脉受累，诊断大动脉炎尚缺乏明确的证据，直到后期出现颈动脉增厚的表现，大动脉炎的诊断才得以确定。大动脉炎是主动脉及其主要分支的慢性进行性非特异性炎症，可引起不同部位血管狭窄或闭塞，少数可引起动脉扩张或动脉瘤，出现相应部位的缺血表现。最常见的受累血管是颈动脉，肺动脉受累各家报道相差很远，从5.7%~50%，国外报道最高可达80%，其原因可能为大部分患者无临床症状，早期并未进行相应的特殊检查，真正出现肺动脉受累的症状多在晚期，因此不易被觉察。单纯肺动脉受累或以肺动脉受累为首发表现的大动脉炎很罕见，目前国内外报道均很少。单纯肺动脉受累的诊断需受累血管的病理检查来明确，而以肺动脉受累为首发表现的患者部分在后期出现其他血管病变才得以明确诊断。此类患者临床上以咯血、咳嗽、活动后气短为主要表现，其中大部分病例在病初被误诊为肺栓塞、结核或结节病，从而延误了治疗时机。虽然大动脉炎出现肺动脉受累并非少见，但合并肺动脉高压（PAH）相对不多。我院曾总结了1987~2007年住院治疗的大动脉炎患者共191例，其中12例合并PAH，均应用激素和免疫抑制剂治疗，大部分患者同时应用了抗凝或抗血小板的治疗，绝大多数患者病情稳定，1例严重者同时进行了介入治疗，术后效果较好，但由于未坚持激素和免疫抑制剂的治疗，病情再次反复。我们这例患者在病初应用激素和环磷酰胺病情得到控制，但由于未规律用药出现病情反复，不但出现颈部血管的受累，还出现肺动脉高压，由此可见，原发病的治疗是非常重要的。此外，由于大动脉炎合并PAH是肺大动脉狭窄或闭塞造成梗阻引发，不同于其他结缔组织病如系统性硬化、SLE等是由于肺阻力血管的内皮和平滑肌细胞增生导致血管壁的重塑以及血管反应性的改变等引起PAH，因此，目前广泛用于PAH治疗的靶向药物如磷酸二酯酶V抑制剂、内皮素受体拮抗剂或前列腺环素类似物等对大动脉炎合并PAH患者并不适用。当血管重度狭窄时一些有创性治疗如支架植入或血管扩张术等，可以快速有效的减低肺动脉压力。对于是否应用抗凝或抗血小板治疗，由于大动脉炎患者的PAH血栓形成并非是PAH的主要原因，但肺血管狭窄可造成血流淤滞，从而引发血栓形成，加重肺动脉高压。因此，在大动脉炎合并PAH的患者中也可同时看到血栓形成，但其机制并不同于抗磷脂抗体阳性造成的高凝倾向。抗凝或抗血小板治疗并不是其最根本的治疗方法，但能起到辅助治疗效果。

结合此病例，我们对发热待查的患者，尤其是年轻女性，除考虑感染、常见的SLE、SS等结缔组织病外，尚需考虑到血管炎，尤其是大动脉炎的可能。此时，仔细的体格检查非常重要，对某些早期只有血管壁的增厚尚无狭窄患者可能并无体征，在高度怀疑的情况下，应行血管超声或血管CT成像这些无创性检查以明确有无血管壁的改变。此外，对此类患者的治疗应早期应用激素和免疫抑制剂，根据血管病变情况加用抗凝或抗血小板的治疗有利于减少继发血栓的形成。

（赖晋智　徐　东）

专家点评

张奉春医师：大动脉炎是一个以累及主动脉第一分支为

主的疾病，最常见的病变部位多在主动脉弓的几个主要分支，以及腹主动脉的肾动脉分支，且以往多认为主要影响这些分支的开口处，但越来越多的资料证明，很多大动脉炎不仅仅影响主动脉一级分支的开口处，也可以影响到远端。大动脉炎不仅可以累及主动脉的一级分支，有部分患者可以同时累及二级分支，比如肺动脉。尽管如此，大动脉炎也可以仅影响到主动脉的二级分支。这类少见的大动脉炎需在临床上特别注意。本例最大的临床线索就是体格检查，在背部肩胛骨听诊区听到血管收缩期杂音，然后再沿此线索做相应的影像学检查，如血管造影、CTA 等得以确诊。因此尽管现在有众多的现代化检查，我们仍应强调基本的物理检查对于一个临床医师是至关重要的。

第16例 关节痛、肿大-腰背痛-进行性假性类风湿发育不良症

病例摘要

患者男性，15岁，主因“多关节疼痛5年加重伴腰背痛1年余”于2009年7月17日来北京协和医院就诊。患者于2004年9月无明显诱因出现双足跟疼痛，走长路时加重，休息后缓解，在当地医院对症治疗（具体不详）后症状进行性加重。2007年5月出现多关节肿大、疼痛，先后累及双膝、双肘、双髋、双踝，无晨僵；2008年5月上述症状加重，又相继出现双手第1、2和3指远端指间、近端指间及掌指关节肿痛和骨性膨大，双腕痛和双肘伸直受限，伴腰背痛，此后在数月内出现胸廓畸形。检查红细胞沉降率（ESR）、类风湿因子（RF）等均正常，先后在多家医院诊断为幼年类风湿关节炎及幼年强直性脊柱炎，并给予甲氨蝶呤、柳氮磺胺吡啶片，辅以钙片、骨化三醇等治疗效果不佳。近半年腰背畸形加重，上下楼困难。患者父母非近亲结婚，出生时为双胞胎之一，另一同胞哥哥夭折。无地方病史及家族中类似病史。查体：智力正常，步态如常，消瘦，身高148cm，体重38kg，头颅面部无异常，脊柱侧弯畸形，胸廓前凸，双手远端指间、近端指间关节骨性膨大（图16-1），有轻度压痛；双腕压痛阳性、活动受限；双肘肿大、伸直受限（图16-2）、无明显压痛；双膝肿大（图16-3）、有压痛；双髋压痛阳性、活动无明显受限；双“4”试验阳性。实验室检

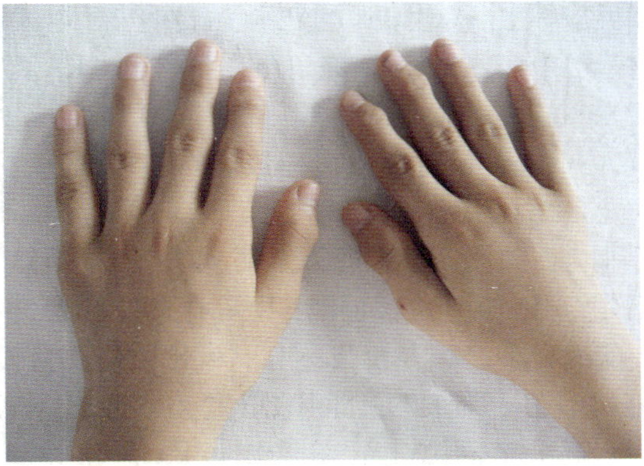

图 16-1　双手远端指间、近端指间关节骨性膨大

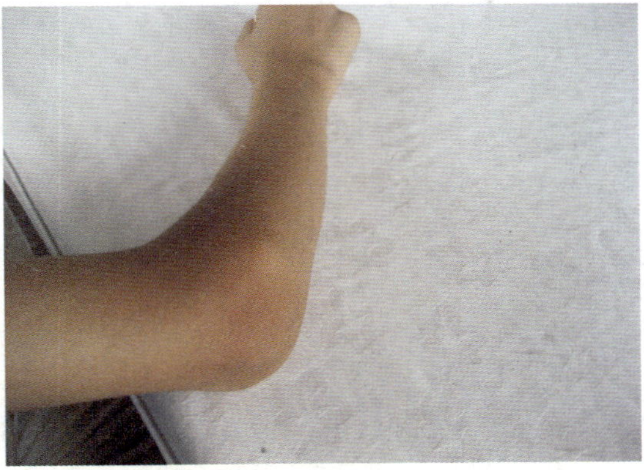

图 16-2　双肘肿大、伸直受限

查：血常规、尿常规、肝肾功能、电解质、红细胞沉降率（ESR）、C 反应蛋白（CRP）均正常；自身抗体：类风湿因子（RF）、抗核周因子（APF）、抗角蛋白抗体（AKA）、抗环瓜氨酸肽（CCP）、抗核抗体（ANA）、抗双链 DNA、抗中性粒细胞胞质抗体（ANCA）、抗可提取核糖核抗原（ENA）、抗线粒体抗体（AMA）均为阴性；人类白细胞抗原（HLA）-B_{27}阴性；X 线表现：双手骨质疏松，诸掌指关节骨端较大，指骨骨骺增宽，关节间隙清楚（图 16-4）；胸腰椎片示脊柱左侧弯并右旋畸形，椎体扁平，前缘扁小，后方较凸，上下缘骨质欠规整（图 16-5）；骨盆诸骨结构完好，耻骨联合间隙增宽，双股骨颈较短，骨骺发育不良，双髋关节间隙变窄（图 16-6）；骶髂关节 CT：双骶髂关节增宽，关节面不光滑。

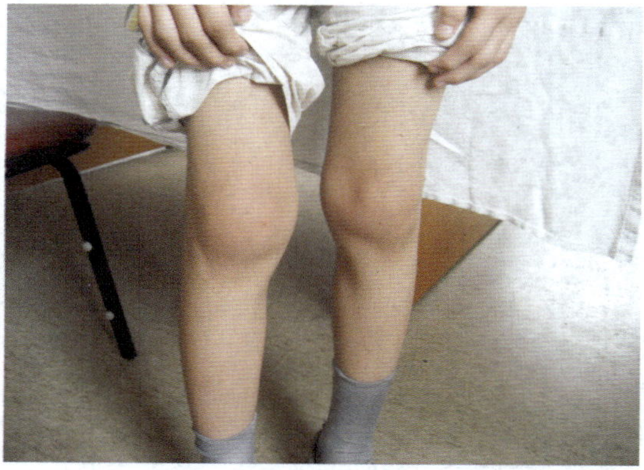

图 16-3 双膝肿大

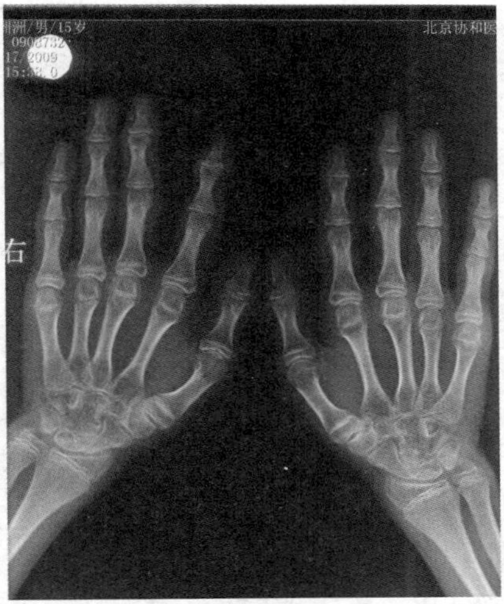

图 16-4　双手骨质疏松，诸掌指关节骨端较大，指骨骨骺增宽，关节间隙清楚

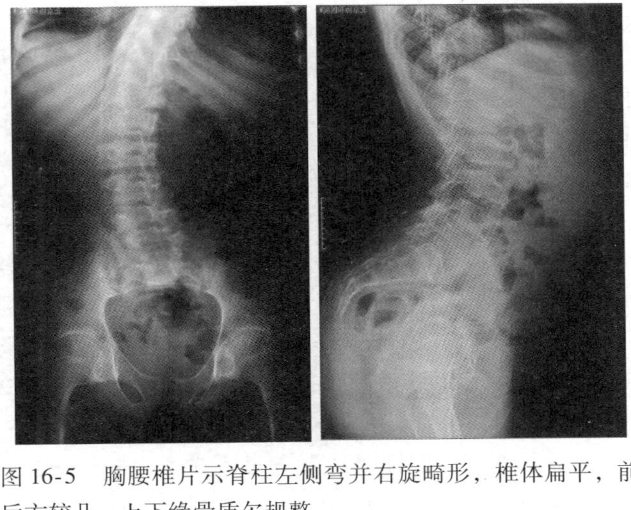

图 16-5　胸腰椎片示脊柱左侧弯并右旋畸形，椎体扁平，前缘扁小，后方较凸，上下缘骨质欠规整

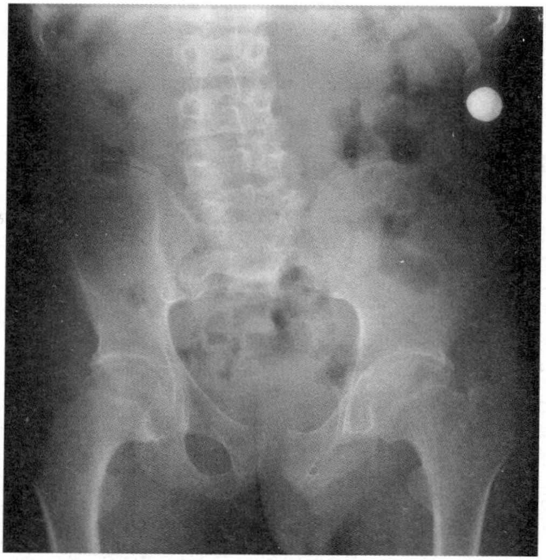

图16-6　耻骨联合间隙增宽，双股骨颈较短，骨骺发育不良，双髋关节间隙变窄

在患者家长签署知情同意书后取患儿外周血，常规盐析法提取DNA，分别扩增WISP3基因（WNT1 inducible signaling pathway protein-3 gene）上5个外显子和其与内含子连接处，测序后发现2个碱基序列的改变。在外显子3与内含子3连接处出现了碱基序列T到C的改变，c. 589 + 2T > C（图16-7），另一改变发生在外显子4上碱基序列c. 624（氨基酸序列p. Lys208）处，出现了一个重复碱基A，在蛋白质水平导致208位赖氨酸后第22个氨基酸提前改变为终止密码，c. 624dupA，p. Lys208LysfsX22（图16-8）。cDNA的GenBank序列号为NM_ 003880. 3。

最终诊断：进行性假性类风湿发育不良症（progressive pseudorheumatoid dysplasia，PPD）。

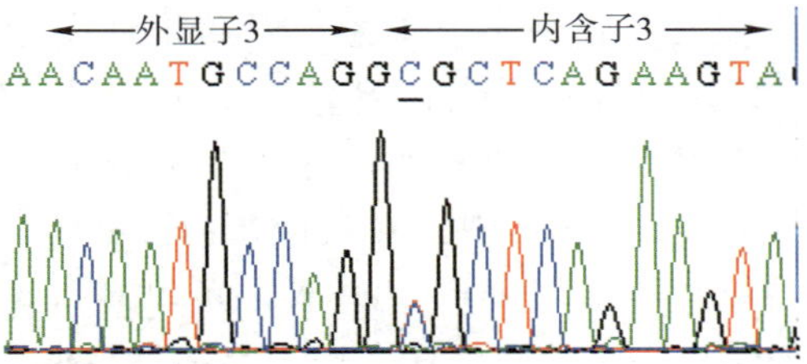

图 16-7　WISP3 基因突变 1：c. 589 +2T > C

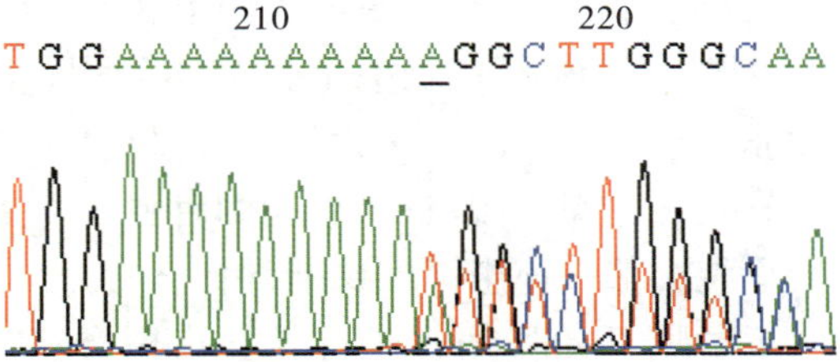

图 16-8　WISP3 基因突变 2：c. 624dupA

分析与讨论

本例患者为男性少年，儿童时起病，病初症状隐匿，表现为足跟痛，约 8 个月后出现多关节肿大和疼痛，先后累及膝、肘、髋、踝；后期出现双手远端指间关节、近端指间关节和双腕肿大、疼痛，发展至腰、背痛和脊柱畸形。根据上述临床特点，诊断上容易想到儿童慢性关节炎，如类风湿关节炎（RA）和血清阴性脊柱关节病。然而，仔细分析本例患者病情中许多方面不能用上述两病解释。首先，患者病变累及关节的特点虽具备对称性、多关节和手关节受累，但双手远端指间关节肿大在 RA 少见，且胸、腰椎受累在 RA 患者也罕见，RA 患者的脊柱病变一般仅累及颈椎。更重要的是，本例患者发病后从未出现炎症反应征象，如血沉增快、C 反应蛋白升高等；血清中类风湿关节炎相关抗体如 RF、APF、AKA、抗 CCP 抗体均阴性；且病变多年影像学仍未见关节破坏表现。上述特点使我们对 RA 的诊断产生了很大的质疑。那么，患者既有中轴骨受累，又有外周关节病变，是否存在血清阴性脊柱关节病呢？患者起病时足跟疼痛，且有腰椎、胸椎受累和畸形，因此需要与血清阴性脊柱关节病进行鉴别。但该患者双手小关节均受累，胸腰椎的改变呈扁平样，非竹节样变，缺乏炎性指标以及 HLA-B_{27}阴性均不支持血清阴性脊柱关节病的诊断。上述两种常见炎性关节病都不能解释病情全貌，那么该患者的诊断是什么？

患者从儿童时期开始发病，没有炎性指标升高，且 X 线片显示全身受累关节均有干骺端或骨端增大；脊柱可有侧弯畸形，胸廓后凸畸形；椎间隙普遍变窄，扁平椎，椎体前部上下缘凹陷，中后部凸出；骨盆片可见骶髂关节和耻骨联合间隙显著增宽。上述特征使我们想到一种罕见的由基因突变导致的骨关节发育不良性疾病，即进行性假性类风湿发育不良症。在查阅相关文章和病例报道后，我们对患者的 WISP3 基因进行了测序，结果证实患者 WISP3 基因存在两种突变，PPD 得到确诊。

PPD 属于脊柱骨骺发育不良疾病中的一种临床少见疾病，它是一种常染色体隐性遗传性疾病。临床表现酷似幼年类风湿关节炎、幼年强直性脊柱炎等炎性关节疾病，常被误诊误治。该疾病受累个体在儿童早期常无症状，典型症状出现在 3 ~8 岁。临床上以双手小关节肿胀和下肢关节受累起病的患者最多，且多为近端指间关节肿胀、关节疼痛不一定明显，膝和髋关节受累起病者也较多。外周关节容易受累的程度依次是手小关节、髋、肘、膝、腕、肩、踝及足，可有关节活动受限和变形，故常被误诊为幼年类风湿关节炎。该疾病另一突出的临床表现是脊柱的受累，早期常无自觉症状，随疾病的进展可表现有腰背疼痛、脊柱侧弯、腰椎前凸、胸椎后凸畸形等，故又会被误诊为幼年强直性脊柱炎。

在1982年，由Wynne-Davies等首次提出PPD是一种常染色体隐性遗传性疾病。1999年Hurvitiz等将此病的致病基因WISP3定位于6q21，并首次在13例PPD患者中报道了9种突变。PPD致病突变其中包括错义突变、缺失突变、插入突变和剪切突变等。本例患者虽没有家族史，但WISP3基因分析发现两个新致病突变。发生在外显子3供体剪切端的c. 589 +2T > C突变将导致相邻外显子完全或部分缺失，而在外显子4发生的重复突变C. 624dupA将导致框架移位，两者均造成终止密码提前出现，使蛋白质失去功能。新突变C. 624dupA是目前在WISP3基因上发现的第一个重复突变。WISP3的生理功能除可调节软骨细胞中Ⅱ型胶原和蛋白多聚糖表达外，还可协助和促进超氧化物歧化酶的表达和活动度，WISP3基因突变将影响此功能，造成软骨丢失，由此临床上常出现脊柱骨骺迟缓性发育不良症。

PPD患者各项实验室检查包括ESR和CRP均正常，本例患者不仅ESR和CRP均正常，而且自身抗体以及对RA早期诊断意义很大的实验室检查如RF、APF、AKA和抗CCP均为阴性；还有对强直性脊柱炎诊断很有意义的HLA-B_{27}也为阴性，因此这些检查正常或阴性时对鉴别诊断有很大作用。

影像学检查对于本病诊断有重要意义。X线表现特征性改变有：骨干骺端或骨端增大，可出现继发骨关节炎的改变；脊柱可有侧弯畸形，扁平椎，前后径及横径加宽，椎间隙普遍变窄，椎体前部上下缘凹陷，中后部凸出；骨盆片可见骶髂关节和耻骨联合间隙显著增宽。X线表现还可有关节间隙狭窄，可有严重骨质疏松，但均无侵袭性改变，即无关节破坏。本例患者X线表现与文献报道一致，故对幼年起病的患者应注意早期进行全面骨骼检查，不应只局限在某个关节或躯干，以免延误诊断。

针对本病若能早期诊断、早期干预将有利于保持关节功能，但确切疗效还有待观察。从现有资料看，本病除骨关节外没有其他重要脏器受累的表现。目前主要是采用对症治疗，可合理地使用非甾体抗炎药或镇痛药、补充氨基葡聚糖、加强营养支持、物理疗法，预防和控制骨质疏松，保存关节功能的锻炼等。关节变形及功能丧失者需外科治疗。值得注意的是，本病临床表现和特点酷似幼年类风湿关节炎、幼年强直性脊柱炎等疾病，常常被误诊，不必要的误诊将会导致不恰当地误治，如滥用皮质激素和免疫抑制剂等，对本病无益，但可能给患者带来严重的副作用，故加深对本病的认识、研究以及注意与其他疾病的鉴别诊断将有利于该病的早期诊断和治疗。

（高惠英　邱正庆　张　文）

专家点评

张奉春医师：本例患者经临床认真分析病情和特殊检查，最终证明是一例罕见的WISP3基因二种突变，c. 589 +2T > C和c. 624dup A常染色体隐性遗传性疾病——进行性假性类风湿发育不良症。针对这例患者的临床表现，易使人诊断为类风湿关节炎或脊柱关节病，但如果我们在诊断和检查中仔细分析会发现进行性假性类风湿发育不良症与类风湿关节炎和脊柱关节病像文中所描述的有许多不同。这就给我们一个提示，我们应该对那些酷似类风湿关节炎或脊柱关节炎的患者，注意探寻他们与此类疾病不相符的地方，不要轻易放过。比如患者关节症状重，但长期患病后无关节骨破坏，腰背症状明显而无骶髂关节破坏等。只有这样我们才能在众多骨关节疾病中很好的鉴别诊断，得出正确的结论。

第17例 发热－咳嗽－多关节肿痛－复发性多软骨炎

病例摘要

患者男性，48岁，因“反复发热、咳嗽1年，多关节肿痛10个月，声嘶、鞍鼻7个月”入院。患者近1年反复出现发热、热型不规律，伴咳嗽，咳黄黏痰，痰不易咳出。外院多次查血常规：白细胞 $19.2\times10^9/L$，血红蛋白96g/L，血小板 $456\times10^9/L$。行纤维支气管镜检查，见双肺各支气管大量灰黄色黏性分泌物，诊断“慢性支气管炎合并感染”，给予头孢他啶、左氧氟沙星等多种抗生素5～10天有效，但频繁反复发作。近10月出现对称性双肘、双膝、双腕、双手掌指关节、双手近端指间关节、双手远端指间关节、双足跖趾关节肿痛伴活动障碍，致长期卧床，晨僵不明显。曾于外院诊断为“类风湿关节炎”，给予非甾体抗炎药治疗。近7个月出现声嘶及鞍鼻，不伴双耳红肿热痛及眼红等。查体：鞍鼻（图17-1），双耳郭无红肿及压痛，双肋软骨区对称性压痛，双肺散在鼾音及痰鸣。双手第2～5近端指间关节梭形肿胀（图17-2），双肘、双腕、双手掌指关节、近端指间关节、远端指间关节及双膝、双踝压痛；双膝立位活动明显受限，双手掌指关节、指间关节伸侧色素沉着伴脱失。我院查ANA、dsDNA、抗ENA、ANCA等抗体谱均阴性，查RF、AKA、APF、抗CCP抗体均阴性，血沉77～115mm/第1小时，CRP 273.37mg/L。查肺CT提示气管壁增厚（图17-3），肺气管重建

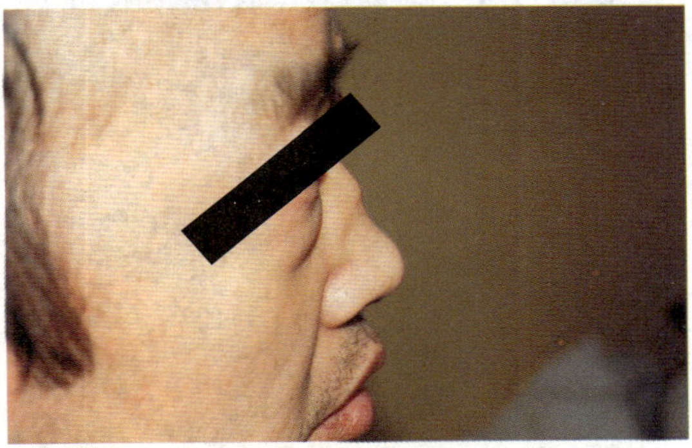

图 17-1　鞍鼻

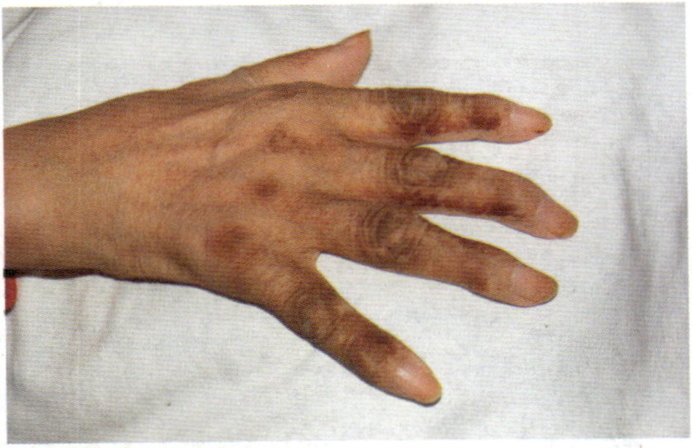

图 17-2　示患者左手近端指间关节、远端指间关节肿胀、伴色素沉着并脱失，并手肌萎缩

相提示气管多部位狭窄（图 17-4）。行纤维支气管镜检查见患者气管环消失，气管、支气管呈刀鞘样狭窄（图 17-5）。行骨扫描显像示甲状软骨、双侧肋软骨和全身大小关节可见放射性增高

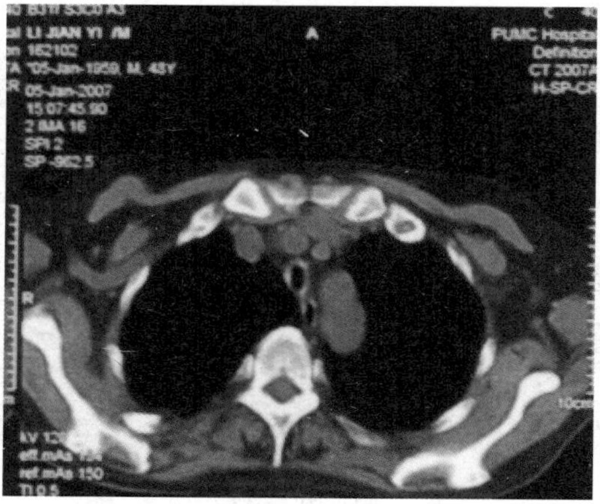

图 17-3　肺 CT 示患者气管壁增厚

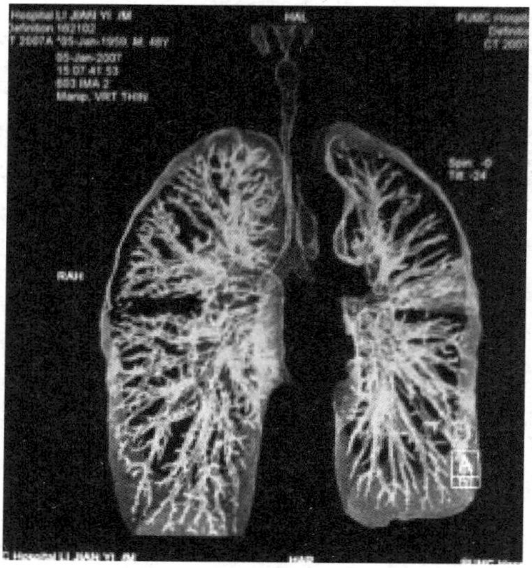

图 17-4　气管重建像示患者气管狭窄

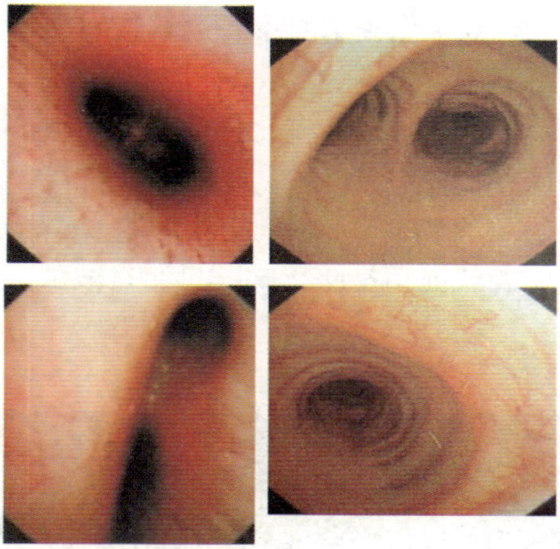

图 17-5　纤维支气管镜像对比

左：RP 患者镜下可见气管环消失，气管、支气管呈刀鞘样狭窄；右：正常人镜下见气管无狭窄，气管、支气管的软骨环结构存在

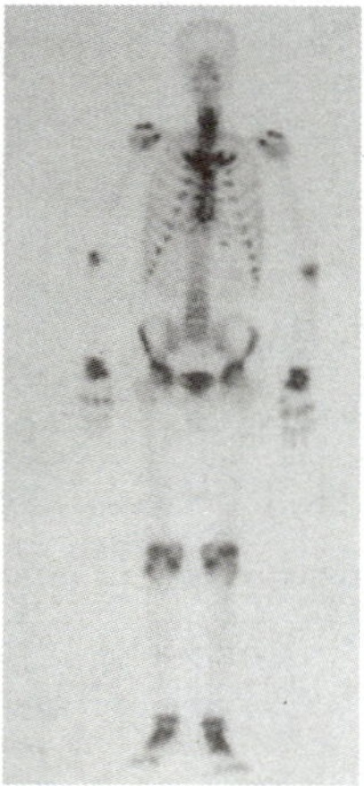

图 17-6　患者骨扫描显像示甲状软骨、双侧肋软骨和全身大小关节可见放射性增高区

区（图17-6）。行双手像提示双手各远端指间关节、近端指间关节、掌指关节和腕关节区间隙变窄，明显骨质疏松，未见骨质破坏（图17-7）。拟诊复发性多软骨炎，合并肺部感染。给予甲泼尼龙40mg qd并CTX 0.4g qw，鼓励拍背排痰，反复根据痰培养调整抗感染方案，用药1周后未再发热，6周后关节肿痛好转，乏力改善，痰较前稍易咳出，痰量明显减少。

（蒋　颖）

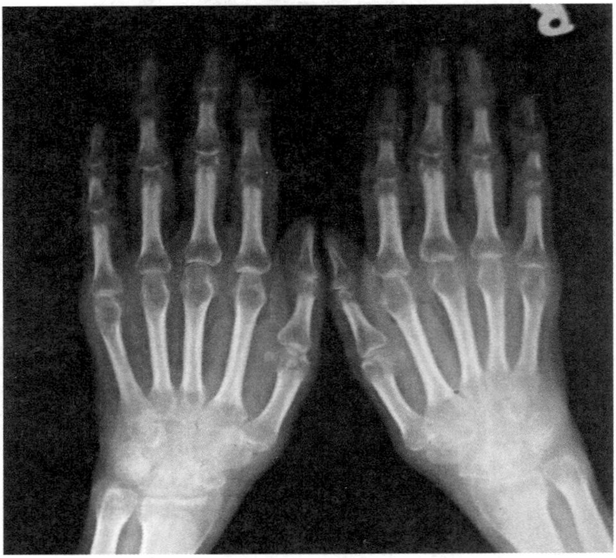

图17-7　双手像示双手各远端指间关节、近端指间关节、掌指关节和腕关节区间隙变窄，明显骨质疏松，未见骨质破坏

分析与讨论

复发性多软骨炎（RP）作为一种少见的自身免疫病，从患者出现症状至确诊平均费时 3 年，根据出现不同区域的软骨受累，其症状多种多样，患者往往辗转就诊于骨科、呼吸科、眼科、耳鼻喉科、风湿科。常见的 RP 典型表现有：声嘶、鞍鼻、耳郭软骨的红肿痛。常见的 RP 不典型表现有：多关节肿痛、乏力、低热。患者往往因关节症状易误诊为类风湿关节炎；因肺部表现易误诊为慢性支气管炎合并感染。由于气管、支气管的软骨结构破坏，痰液引流不畅，易反复合并活动性肺部感染，甚至机会性感染，危及生命。因此，RP 患者是否伴气道受累往往和预后相关。某些患者可以气道塌陷影响呼吸为首发表现，甚至在 RP 确诊前即行气管切开治疗，如针对 RP 进行及时有效治疗，患者仍有机会拔除气管套管。

本例 RP 具有广泛的软骨受累证据：鞍鼻、声嘶、肋软骨压痛。肺部 CT：断层见气管壁增厚，内径狭窄，气管重建像可见气管狭窄、中断。纤维支气管镜下见气管环消失，由于气道缺少软骨支撑，主气管在支气管镜下感觉类似于胃镜下的食管，“易被压扁”，因气道狭窄而呈现“刀鞘征”。骨扫描显示甲状软骨受累，并由于肋软骨的炎症，肋软骨区的放射性聚集，表现为“串珠肋”。本例患者的关节软骨受累症状亦较突出，应和类风湿关节炎（RA）相鉴别：本例患者的全身大小关节几乎均对称性受累，双手小关节伸侧因慢性炎症出现色素沉着，显得“污秽”，关节像见关节间隙狭窄并骨质疏松，但并未见关节区 RA 常见的囊性变或毁损表现，且 RA 的相关血清学检查均阴性。

考虑到RP主要造成软骨炎症，以上改变可以RP解释。

RP治疗方案的确定主要取决于RP活动度和是否存在重要脏器受累。对于气道受累的患者尤其需要积极治疗，虽然激素和免疫抑制剂的应用可以抑制自身免疫性炎症，改善气道功能，但在本身具有肺部感染、排痰不畅、同时应用多种抗生素的RP患者中，免疫抑制的加强亦可令患者更易出现混合性机会性感染，需要及时寻找证据，调整抗感染方案。在急性期RP的治疗药物中，除了MTX和CTX，目前，依那西普的应用尚在探索中。

（蒋　颖）

专家点评

侯勇医师：本例是一个典型的复发性多软骨炎的患者。患者有非侵袭性多软骨炎、喉和气管软骨炎、鼻软骨炎，按目前通用的诊断标准符合复发性多软骨炎的诊断。本例特殊之处是多关节肿痛明显和广泛的软骨受累，一般的患者关节肿痛的程度和部位比本例轻和少。本文通过CT、三维CT重建、支气管镜照片、骨扫描结果等多种影像手段给读者加深此病的认识。但本例患者出现声嘶、鞍鼻7个月才确诊和得到积极的治疗，这是令人心痛的事。我们常问学生“鞍鼻应考虑哪些常见病?”，韦格纳肉芽肿病、复发性多软骨炎、梅毒等都是我们应考虑的疾病。当我们考虑这些疾病后，结合相应的临床和检查应该能得出正确的诊断。

第 18 例　多关节肿痛 - 蛋白尿 - 失明 - 系统性红斑狼疮

病例摘要

患者女性，16 岁，因“多关节肿痛 6 年，蛋白尿 4 年，失明 2 周”入院。

患者 6 年前因间断发热，查血白细胞 3.4×10^9/L，血红蛋白 109g/L，血小板 223×10^9/L，并逐渐出现多关节炎，渐有双下肢水肿、查 24 小时尿蛋白 0.79g。于我院查 ANA 斑点型 1∶640（+），抗 dsDNA 143U/L，抗 ENA 中抗 SSA 1∶4，确诊 SLE。一直于外院不规律随诊，间断服用中小量泼尼松 30 ~ 15mg qd。2 周前突发失明，无头痛。于北京同仁医院检查示：右眼光感，左眼无光感，眼底视盘水肿，无出血及渗出，双侧视神经视网膜炎，予甲泼尼龙 1.0g qd ×3 天冲击治疗，并将泼尼松加至 60mg qd ×1 周，2 周后双眼视力有光感。入院查体：身高 132cm，双眼光感，颈软，无抵抗，心肺腹查体无异常，双下肢不肿。入院诊断：系统性红斑狼疮，狼疮性肾炎，精神神经狼疮？入院后查血常规，补体 C3、C4、CH50 和 IgG、IgA、IgM、ESR 均正常。抗 dsDNA（-）。尿常规：尿蛋白 0.3g/L，潜血（-）。24 小时尿蛋白 0.6g。脑脊液检查：压力 270mmHg，生化：蛋白 0.95g/L，余糖、氯化物均（-）。查血 CMV Ig（-），CMV-pp65（-）。再次给予甲泼尼龙冲击 1.0 ×3 天，IVIG 20g ×3 天，继以泼尼松 60mg qd 并 CTX 1.0g q2w 治疗。双眼视力恢复至光感~指数。继经腰穿鞘内注射 MTX 10mg 并地塞米松 5mg qw×4 次后视力恢复至双 0.1，生活可自理。查骨龄片：与实际年龄符合。胸腰椎侧位像见多个椎体呈楔形改变，提示多发椎体压缩性骨折（图 18-1），给予抗骨质疏松治疗。出院诊断：系统性红斑狼疮，狼疮脑病，严重骨质疏松，胸腰椎多发性压缩性骨折。

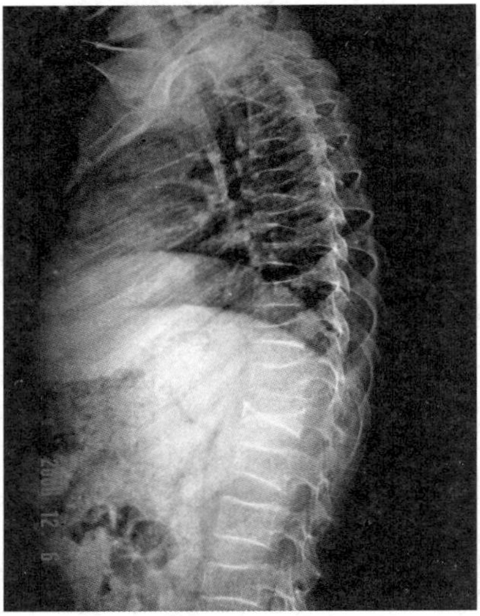

图 18-1 多发胸腰椎压缩性骨折，患者胸腰椎椎体多发楔形改变

分析与讨论

未成年女性，多系统受累，伴有 ANA 阳性，考虑弥漫性结缔组织病。因病程中出现多关节炎，发热、白细胞下降、蛋白

尿，抗核抗体谱的阳性，符合 SLE 诊断。由于患者年龄尚小及不规律随诊，仅仅反复应用中等量激素，未配合免疫抑制剂治疗。因此导致了 SLE 加重——精神神经狼疮的发作，以及较严重的并发症——重度骨质疏松，生长发育受限。视神经受累是精神神经狼疮（NP-LE）的少见表现，但后果严重。本例因存在 SLE 基础病变，未经规律治疗，在患者失明初期外院眼科医师及时给予首次甲泼尼龙冲击治疗，视力稍稍恢复。入院后虽然血清学检查及尿检未发现本例患者全身 SLE 活动性表现，但脑脊液中蛋白异常还是支持失明是精神神经狼疮导致，考虑到 CMV 等病毒感染易可导致视力受累，在筛查了 CMV 感染后给予第二次甲泼尼龙冲击治疗、IVIG 输注并静脉应用 CTX。经两次甲泼尼龙冲击后，本例患者初期的视力恢复不甚理想，但随着系统性用药的累积，以及每周的局部鞘注治疗，在 5～6 周后患者视力出现明显改善，生活开始能够自理。提示精神神经狼疮虽然急骤起病，后果严重，但在坚持不懈的努力下，往往存在可逆性。

患者入院初因自身身材矮小（132cm），而母亲和姐姐均身材适中（160cm 左右）而被考虑为糖皮质激素对儿童的生长发育的抑制作用，曾检查骨龄正常。在入院常规的胸片侧位像检查中发现，患者存在多发椎体压缩性骨折，而追问患者并无明确外伤史。至此揭开身材矮小的疑团，可惜已造成不可逆损害，如此多发的椎体压缩性骨折，不但身高无法恢复同常人，而且即使经受轻微外力，其中轴骨骼的稳定性即可能出现问题。对此，我们给予针对重症骨质疏松的综合治疗：补充钙剂、骨化三醇、双膦酸盐和降钙素治疗。随诊 2 年，患者身高增长 3cm。

对于儿童型 SLE 的治疗，往往存在这样的误区：考虑到年龄幼小，尽量单纯应用激素，避免使用免疫抑制剂。而实际上，许多患儿由于未能及时应用免疫抑制剂，导致激素减量过程中病情反复，不得不延长、加大激素用量，反而对儿童的生长发育造成更大的伤害，而且儿童型SLE往往比成人型SLE的治疗道路更漫长，重要脏器受累的机会更多，因此，未能及时应用免疫抑制剂往往为以后的病情加重埋下隐患。

（蒋　颖）

专家点评

侯勇医师：本例诊断不难，主要是给我们一些教训，当然这不是医师的错误，主要是患者的治疗不正规及随诊不规律所致。长期应用糖皮质激素的患者常常伴有骨质疏松，甚至骨折。有时，压缩性骨折没有症状或症状轻微，行相关检查才发现。可喜的是，目前风湿科的医师对此有了许多认识，正积极的采取相应的措施预防。患者出现视神经病变，经过激素、IVIG、鞘注、环磷酰胺等积极治疗后好转，说明早诊断早治疗及积极治疗的意义。

第 19 例　全身多发皮疹－泡沫尿－IgA 肾病

病例摘要

患者女性，60 岁，因“全身多发皮疹 20 余年，加重伴泡沫尿 1 月余”入院。

患者反复出现全身多发斑丘疹伴皮肤角化、苔藓样变，外院背部皮肤活检示：淀粉样变性（不详）。未用药。1 个月前出现尿中泡沫增多，查尿常规：PRO（+++），ERY1（+）。无眼干口干、无心悸乏力等。既往有肾盂肾炎史。入院查体：无舌体肥大，齿龈稍增生，全身多发斑丘疹伴皮肤角化、苔癣样变（图 19-1），

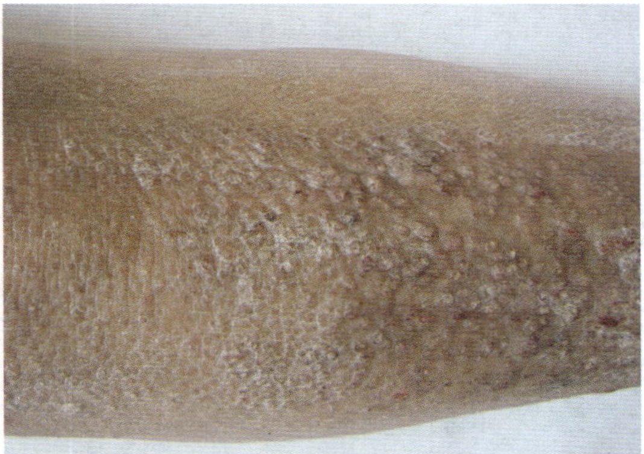

图 19-1　患者胫前皮疹

心、肺、腹部查体无异常，双下肢不肿。入院诊断：血尿、蛋白尿待查，皮肤淀粉样变，系统性淀粉样变待除外。

入院后查尿沉渣：ERY 微量，PRO 1.0g/L，血、尿免疫电泳均（-），抗核抗体谱均正常。IgG、IgA、IgM 正常，骨扫描像正常。超声心动图：左室顺应性减低。肾穿病理：IgA 肾病 2 级，刚果红染色（-）。皮肤及皮下组织：刚果红（-）。请皮肤科复诊胫前皮肤活检病理：部分真皮乳头内可见橘黄色无定型物质沉淀，刚果红（+）。齿龈病理：刚果红染色（-）。出院诊断：IgA 肾病，皮肤淀粉样变。

分析与讨论

内科医师接诊尿蛋白、潜血阳性伴“皮肤淀粉样变”的患者，很可能联想到需要除外系统性淀粉样变。而本例患者的尿蛋白、潜血阳性的鉴别诊断中，需要除外结缔组织病导致的肾脏损害（因为存在肾脏受累和皮疹的临床表现）以及肾脏原发性疾病。肾活检是确诊的关键。本例肾活检提示为 IgA 肾病，刚果红染色阴性，明确了尿检异常是 IgA 肾病导致，无证据提示肾脏淀粉样变受累，而且，除了血清学检查和肾活检，我们尚通过心脏彩超和齿龈活检进一步除外了淀粉样变的系统受累。

那么，长期的皮肤淀粉样变是否有可能转化为系统性淀粉样变呢?

对于皮肤淀粉样变，内科医师颇感陌生。通过请教皮肤科医师以及检索文献，我们得到以下结论：

1. 临床上通过典型的皮疹即可诊断皮肤淀粉样变（如本例患者皮疹），皮肤活检可作为确诊辅助手段，可长期不用药，或应用皮科药物。

2. 皮肤淀粉样变很少向系统性淀粉样变转化

皮肤淀粉样变的病理可见真皮乳头内的橘黄色无定型物质沉淀即为淀粉样物质，但仅仅累及表皮和真皮，并少量散在分布，可以和系统性淀粉样变中真皮下尤其是血管周围的大块刚果红阳性物质沉积相鉴别，此物质的局限分布，不累及深部血管和组织，可能是皮肤淀粉样变预后尚佳的原因。

（蒋　颖）

专家点评

侯勇医师：本文再一次验证了我们常谈的话题“tissues is issues”，当诊断不明确时，病理检查往往是重要的关键检查。我们临床中经常强调所谓“一元论”思维，即用最少的原因解释多样性的临床表现；但有时患者往往可能有一种以上的疾病；另外，当你去解释时，你应注意是否能解释得清楚？当无法解释时应考虑其他的可能。最后，风湿免疫性疾病往往多系统受累，常需要多学科的合作，协力明确诊断和指导治疗。

第 20 例 活动后气短 – 发热 – 双下肢肌痛 – ANCA 相关性血管炎

病例摘要

患者男性，69 岁，因“渐进性活动后气短 7 月余，发热、双下肢肌痛 3 月余”入院。

病程中无尿量、尿色改变或尿中泡沫增多。查血白细胞 15.4×10^9/L，血红蛋白及血小板正常；尿常规：尿 RBC（–）。24 小时尿蛋白 0.2g。查 CRP 154mg/L，血沉 99mm/第 1 小时。IIF-ANCA（+）P 1∶320，MPO-ANCA 244RU/ml，PR3-ANCA 阴性。肌电图：可疑肌源性损害。肺 HRCT 双肺间质性浸润并纤维化（图 20-1）。肺功能：弥散功能障碍。纤维支气管镜检查提示：灌洗液呈洗肉水样。肾活检：光镜：肾小球大致正常，小管间质区可见小血管的纤维素坏死（图 20-2）。给予大剂量激素、田可 4mg/kg 及 CD20 单抗治疗（600mg×4 周）。患者发热、肌痛缓解，活动性气短有缓解。复查肺 HRCT 提示间质性浸润影有所吸收（图 20-3）。

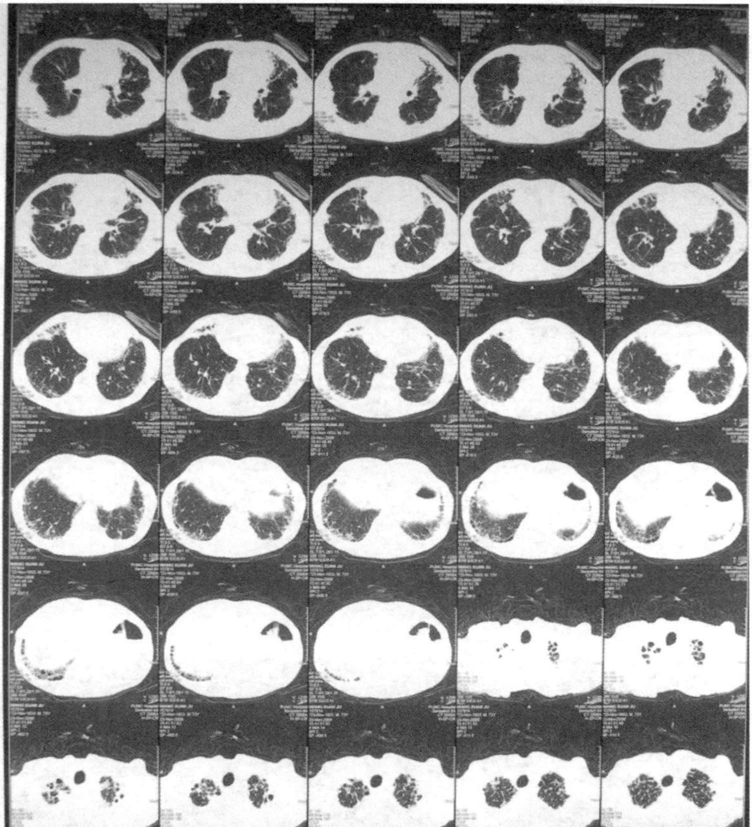

图 20-1　双肺弥漫性间质性改变

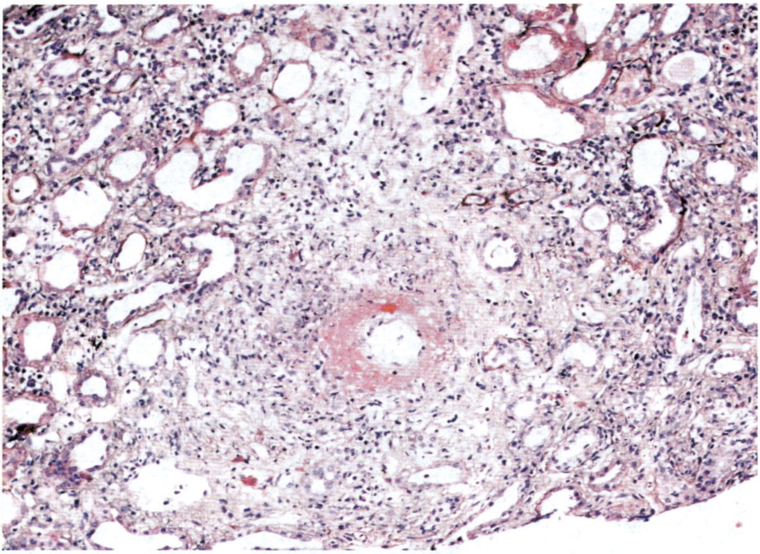

图 20-2 肾穿刺光镜示小血管纤维素性坏死

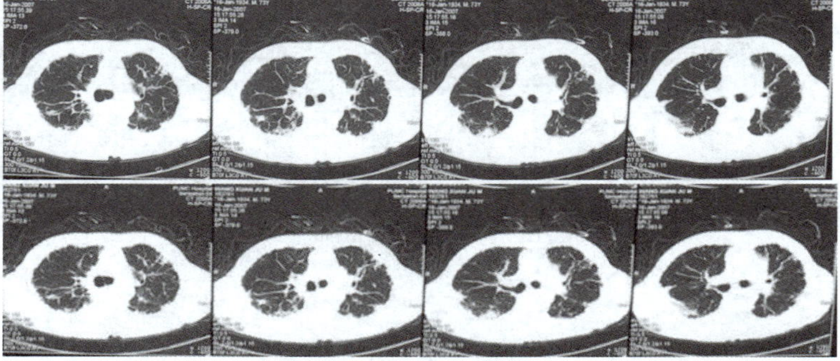

图 20-3 治疗前后对比示渗出有所吸收

分析与讨论

老年男性，隐匿起病，病程 7 个月，临床上主要表现为弥漫性间质性肺病致肺纤维化、尿中无红细胞，仅少量尿蛋白；双下肢肌痛并肌电图示可疑性肌源性损害，另伴有发热、血白细胞和 ESR、CRP 等升高的炎症性表现。主要需要鉴别感染性疾病和自身免疫病，感染性疾病需要除外结核感染导致的毁损肺，而在自身免疫病结合患者的年龄性别，需要把 ANCA 相关性血管炎放于首位，弥漫性结缔组织病次之。本例患者是呼吸科教授在初步筛查出 ANCA 阳性后即转诊至风湿免疫科，至此，ANCA 相关性血管炎（显微镜下微血管病，MPA）的诊断可以确立。而在治疗方案的选择上，最初存在疑虑：首先，老年男性，肺纤维化呈毁损性慢性改变，积极的激素和二线药治疗无法改善肺纤维化，反而增加感染概率，而尿检显示肾脏受累轻微，可是患者同时存在发热和炎性指标升高的表现，那么如何评价本例 MPA 的活动性？针对本例 MPA 是否需要进行强化治疗呢？本例患者需要进一步的检查，获得“是”或“否”的证据。鉴于本例患者的肺代偿功能较差，故选择纤维支气管镜检代替肺穿刺/开胸活检，同时行肾活检做病理检查。出乎意料的是，纤维支气管镜检查发现了 MPA 肺受累的典型急性表现——微小血管炎导致的肺出血。肾活检的病理检查发现了小管间质区的纤维素坏死，而肾小球病变轻微，这可以解释为什么肾功能良好。综上，虽然患者的肾小球病变轻，虽然患者存在肺间质纤维化，但在肺与肾（间质）中均存在急性进行性损害，这和发热等全身表现是一致的，因此需要强化治疗——除了激素和二线药之外，结合国外对于 CD20 单抗治疗 ANCA 相关性血管炎的经验，我们对于本例患者亦应用了

CD20 单抗的标准治疗方案。

（蒋　颖）

专家点评

冷晓梅医师：本例患者诊断治疗的亮点有三：第一，多系统受累患者的临床诊断思路：无论是感染、肿瘤还是风湿免疫病都可以表现为全身多系统受累，而在风湿免疫病中则可以抗核抗体阳性与否大致分为弥漫性结缔组织病和系统性血管炎两大类。尤其当患者的 ANA 阴性而 ANCA 阳性时，系统性血管炎的诊断就基本可以确立了。本例正是在这样的临床思路下成功诊断了 MPA 这一 ANCA 相关性血管炎；第二，对于风湿免疫病患者而言，判断疾病是否为活动性与确立诊断同等重要：我们知道，风湿免疫病目前是无法治愈的一类疾病，那么积极控制疾病活动，诱导和维持疾病的缓解状态就是我们重要的治疗目标，这就需要我们在临床工作中通过各种手段获得对疾病活动性的判断。本例通过积极的纤维支气管镜检和肾穿刺活检准确判断出了疾病处于急性活动期，从而为之后的治疗方案选择奠定了可靠的基础；第三，抓住治疗时机、把握治疗力度是改善患者预后的关键：当患者确立了临床诊断并准确判断了疾病活动性后，就需选择恰如其分的治疗方案了，这时就要求临床医师做到既要胆大，又要心细，胆大就是要勇于承担必须承担的风险，使患者最大可能的获益；心细呢，则是需考虑到你所制订的治疗方案可能给患者带来的负面影响，不可鲁莽行事。当本例确定为处于疾病急性活动期的 MPA 时，临床医师果断采取了 CD20 单抗治疗，患者的主要靶器官——肺的情况得到了最大程度的逆转，从而改善了患者的预后。

第21例　反复口腔，外阴溃痛－腹痛－贝赫切特综合征

病例摘要

患者男性，29岁，因“反复口腔、外阴溃疡2年，腹痛8个月，呕血、黑便2周”入院。

曾有结节红斑、痤疮样皮疹、针刺反应（+）、虹膜炎（+）、多关节痛。8个月前曾因右下腹痛行阑尾切除术，术后伤口愈合可。3个月前因右下腹痛伴发热（T38℃），结肠镜检查发现升结肠起始部有一3cm×5cm大小溃疡，行右半结肠+末端20cm回肠切除+回肠－横结肠端端吻合术，诊为贝赫切特综合征Behcet D（胃肠型）。不规律应用激素（间断服泼尼松10～30mg qd），伤口愈合较慢，2周前因腹痛加重伴呕吐粪渣，并两次呕血。

患者入院后于行胃镜检查显示十二指肠降部－结肠瘘（降部上段后壁一2cm×3cm瘘口，周围充血水肿，经瘘口可窥见结肠结构及粪便），食管距门齿36cm，宽2cm溃疡（基底不平，上覆白苔，周围组织环堤样隆起），幽门管溃疡（上覆白苔），慢性浅表性胃窦炎（散在红斑、糜烂灶）。查血红蛋白74g/L，白细胞及血小板正常，ESR 40mm/第1小时。患者近记忆力、反应力明显减退，听力下降，体重6个月内下降20kg（现患者体重35kg）。入院后给予甲泼尼龙80mg/d×2w，琥珀酸氢化可的松150mg q12h×3w，CTX 1.0g iv qm，并静脉营养支持治疗。未

再发热，无口腔溃疡等，体重增加2kg，ESR正常，CRP 30.6～75.8mg/dl，入院1个月后两次出现呕血伴血样便，止血抑酸并给予施他宁治疗好转。胃镜检查示：无活动性溃疡出血；无食管、幽门溃疡瘢痕；十二指肠-结肠瘘。经免疫、消化、外科会诊：认为贝赫切特综合征病情平稳，但瘘口不能闭合，可在进一步营养支持后择期手术，故给予胃镜下放置空肠引流管，将静脉营养过渡至胃肠营养后出院，等待二期手术。

分析与讨论

根据患者相继出现的口腔及消化道多部位的溃疡、眼虹膜炎以及典型的皮肤表现——结节红斑和痤疮样皮疹、针刺反应阳性等，贝赫切特综合征的诊断是明确的，本例患者的重要脏器受累原因主要是贝赫切特综合征，因未系统治疗而反复发作：以“阑尾炎”、“结肠炎”、“胃溃疡”的形式表现，由愈合慢终至肠瘘，一步步令病情迁延加重。

贝赫切特肠病是贝赫切特综合征的重要表现之一，可以累及消化道各个部位，多表现为溃疡、穿孔和手术后肠瘘。在上消化道的溃疡病例中，胃镜下的溃疡部位和形态对于消化性溃疡和贝赫切特综合征的溃疡鉴别诊断有一定的帮助。而在下消化道溃疡中，有时贝赫切特综合征很难和炎性肠病进行鉴别：盖因炎性肠病的镜下表现和病理表现可以出现在贝赫切特综合征中，而贝赫切特综合征临床诊断上并无特异性抗体，而且贝赫切特综合征的肠外受累亦可见于炎性肠病病例。不过炎性肠病和贝赫切特肠病的用药虽然不同，但相对而言，具有一致性。至于贝赫切特肠病更严重的损害——自发性穿孔和手术后的肠瘘，虽较为少见，常出现于未经系统治疗的患者，因此，对于明确诊断贝赫切特综合征的患者，外科医师越来越倾向于在用药治疗后再择期手术。

本例患者虽确诊贝赫切特综合征多年，但未规律应用激素，因此从溃疡逐渐演变为术后伤口难以愈合和肠瘘。在患者入院初期，通过胃镜检查，明确了贝赫切特综合征处于活动期，因此给予大剂量激素和免疫抑制剂治疗，并给予营养支持，以期在控制病情活动的同时能够加强营养、促进肠瘘愈合。但1个月后经胃镜复查证实溃疡基本愈合，贝赫切特综合征的炎症初步控制之后，仍出现反复的呕血、黑便，提示由于肠道结构改变而导致肠道理化因素和机械性因素的改变之后，期待通过改善炎症、增加营养等内科治疗来促进肠瘘愈合的可能性不大，因此提请多科查房后决定可行择期手术修补肠瘘。

（蒋　颖）

专家点评

冷晓梅医师：本例是典型的贝赫切特综合征，而肠道是其主要靶器官，患者在未出现肠道受累之前即有皮肤黏膜受累的多种表现，如反复口腔、外阴溃疡，结节红斑、痤疮样皮疹、虹膜炎、针刺反应（＋）等。当这些情况单独出现时并不具有特征性，但如果同时发生于一个患者就应想到贝赫切特综合征的诊断了。换句话说，如果患者在肠道病变出现前就得以诊断并接受规律治疗，那么患者的预后就可能会有所改观。因此，作为一名内科医师，具备全科意识是非常重要的。本例患者在诊断方面还存在一个具有普遍意义的问题：患者的肠道表现是否贝赫切特肠病？患者的皮肤黏膜表现是否炎性肠病的肠外表现？这样的鉴别有时很难，但是这并不影响治疗方案的选择，当患者的病情迅速进展时，都应给予积极的激素和免疫抑制剂治疗。另外，本例患者的治疗充满了挑战，风湿免疫科和消化科的切磋、内科和外科的密切配合才能最终改善患者的生活质量。

第 22 例　骨发育不良 - 末端指骨溶解 - 多关节炎

病例摘要

患者女性，36 岁。34 年前（2 岁）始骨发育不良：方颅、鸡胸、乳牙未出全、恒牙不全、个矮，30 年前指趾末端疼痛、变软；近 20 年 4 次外伤后骨折。2 年前出现双手关节肿痛，晨僵不明显。外院查 RF 125U/ml，ESR 36mm/第 1 小时，诊为 RA，予雷公藤治疗后关节肿痛减轻，但停药后关节肿痛又加重。遂来我院就诊并收住入院。入院查体：患者生命体征平稳，身高 147cm，体重 35kg。无腋毛，阴毛Ⅲ期。体型消瘦。毛发粗黑、前囟未闭、面部扁平，下颌短小，全口义齿。双耳听力骨导 > 气导。心、肺、腹部未见明显异常。鸡胸，胸廓无压痛，脊柱侧弯。左手第二、三及右手第三掌指关节肿（++）、压痛（+++）。双踝关节及足背肿（++）、压痛（+++），末段指/趾节粗短，未及骨质，无压痛。辅助检查：血、尿、便常规正常；肝、肾功能及电解质正常；血 Ca 2.28mmol/L，血 P 1.26mmol/L，校正后游离 Ca 1.08mmol/L，24h 尿 Ca 26mmol，24h 尿 P 21.6mmol；血清碱性磷酸酶（ALP）137U/L，TRAP 12.2U/L，PTH 22.1g/L。ANA（波形蛋白型）1∶80；抗平滑肌抗体 1∶80；抗 ENA 抗体阴性；RF 122U/ml，AKA 阳性；APF 阳性；抗 CCP 抗体 327.0U/ml。ESR 41mm/h，CRP 2.07mg/dl。骨骼 X 线片示：双手骨质疏松，双手诸指骨远端、左手第二、三掌指关节、右第三掌指关节、双手第一掌骨头多发骨质吸收、溶解。双手第一掌指关节脱位（图 22-1）。双足诸骨骨质疏松，双足跖、趾骨多发骨吸收。右足第一、五跖骨多发骨皮质不连续。前囟未闭，颌骨小（图 22-2）。骨盆像：骨质疏松，右骶髂

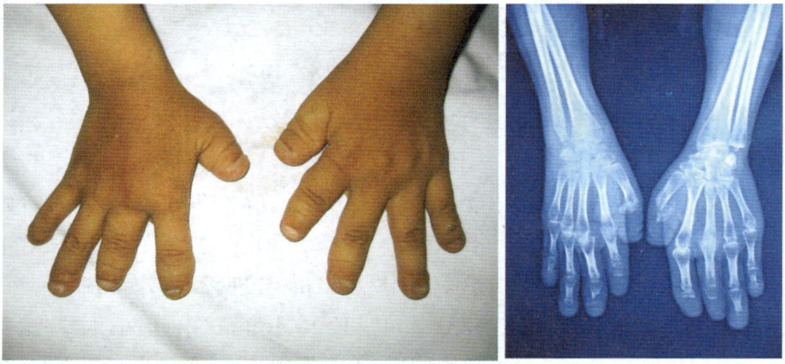

图 22-1　患者双手像及双手 X 线提示双手骨质疏松，双手诸指骨远端、左手第二、三掌指关节、右第三掌指关节、双手第一掌骨头多发骨质吸收、溶解。双手第一掌指关节脱位

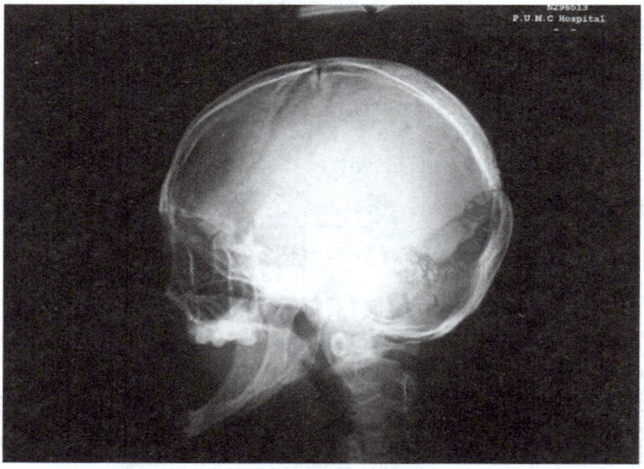

图 22-2　患者颅骨像示前囟未闭，颌骨小

关节下端骨质硬化；左侧股骨大转子边缘欠光滑，髋关节间隙不窄（图 22-3）。骨显像：代谢性骨病可能性大。肾脏 B 超及超声心动图未见异常。诊治经过：入院后予给予美卓乐 8mg bid 逐渐减量，MTX 10mg qw 并爱若华 10mg qd 治疗，血沉恢复正常，并加用帕米磷酸二钠、骨化三醇和碳酸钙治疗，关节肿痛有减轻。

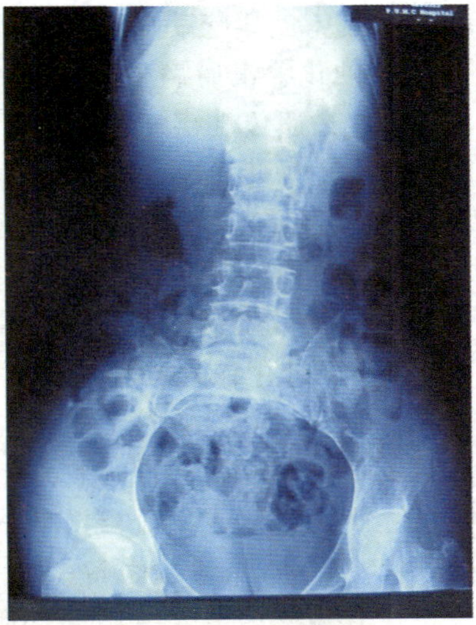

图 22-3　患者胸腰椎正位像及骨盆像：脊柱侧弯，骨质疏松，右骶髂关节下端骨质硬化；左侧股骨大转子边缘欠光滑，髋关节间隙不窄

分析与讨论

患者以骨发育不良收住内分泌科，而因指（趾）骨溶解并多关节炎于风湿免疫科会诊。

关于指骨溶解：风湿免疫科疾病中，能出现指（趾）骨溶解的疾病主要为系统性硬化、银屑病关节炎，而本例患者骨发育不良幼年起病，很可能是遗传性疾病，因此以指端溶骨（Acro-osteolysis）进行检索，发现有 Hajdu-Cheney syndrome，又名遗传性骨发育不良并肢端溶骨症；骨关节齿发育不良；遗传性骨发育不全；颅骨发育不良伴肢端溶骨症等。1948 和 1965 年由 Hajdu 和 Cheney 报告；曾有散发病例报道，为常染色体显性遗传（母子、母女），患者全身存在骨发育不良（个矮、小胸廓、鸡胸、脊柱侧弯、出牙延迟、恒牙早现、早脱）、毛发黑粗、多毛、头面部可见浓眉小眼、眼距宽、面扁平、小颌、人中细长、耳大位低、声音低沉、听力下降。指趾端溶解表现有末节指趾骨、软组织粗厚呈球状（假杵状指）、疼痛。患者往往有骨质疏松甚至多发骨折。可以伴发多发性肾囊肿、心脏结构异常。但据文献报道均无自身免疫指标的异常。本例患者的外貌基本符合文献描述，而头颅像提示颅缝不闭、多发缝间骨、颅板厚。双手像、双足像提示指趾端骨质溶解吸收。脊柱及骨盆像提示脊柱侧弯等表现。

有报道双膦酸盐对于 Hajdu-Cheney syndrome 可以改善骨痛和骨质疏松，减缓骨溶解的速度。

关于多关节炎：回顾国内外的 Hajdu-Cheney syndrome，未有出现多关节炎及类风湿关节炎血清学检查阳性的报道，而本例患者除了出现多关节炎的肿痛表现外，更是出现了 RF、AKA、APF、CCP 的阳性，据我科资料总结，此四项均阳性的慢性侵袭性关节炎确诊类风湿关节炎的特异性达 95% 以上，可能是因为存在骨发育不良的基础，因此本例的类风湿关节炎的影像学表现并非典型的类风湿关节炎的骨侵袭表现，即使如此，本例仍可以诊断类风湿关节炎。

（蒋　颖）

专家点评

冷晓梅医师：本例患者是一非常罕见的疾病：Hajdu-Cheney syndrome，具有特征意义的全身骨发育不良的表现如个矮、小胸廓、鸡胸、脊柱侧弯、出牙延迟等，这样的患者在从医生涯中如果见过一例就一定会铭刻在心。关键是遇到这样罕见的病例如何能够迅速地确立诊断，本例患者的经治医师很好地借助互联网，通过关键词的检索获得了答案。另外，由于患者有多关节肿痛和多种类风湿关节炎特异性的自身抗体阳性，因此类风湿关节炎的诊断成立，这使得本来就极为罕见的疾病变得更加罕见，文献也未见报道，因此这可以说是全球第一例 Hajdu-Cheney syndrome 合并类风湿关节炎的患者，诊断这样一例患者实属不易。通过这例患者，我们提倡大家在临床上遇到困难时要想到我们的互联网，通过关键词或特殊症状、体征的检索寻找诊断线索，最终确立诊断并给出治疗方案。

第23例 发热伴肌肉关节疼痛-凝固酶阴性葡萄球菌败血症

病例摘要

患者男性，43岁，因“发热伴肌肉关节疼痛50天”入院。

患者50天前受凉后发热，T 39.5℃，午后热，晨起自退，伴畏寒、寒战，全身关节痛，无咳嗽、咳痰，恶心、呕吐，尿频、尿急、尿痛。于外院静点青霉素3天，阿奇霉素3天，头孢噻肟3天无效。并双腓肠肌痛，伴双睾丸肿痛。门诊查血常规：白细胞4.30×10^9/L，中性粒细胞68.9%，血红蛋白127g/L，血小板334×10^9/L，肝肾全：（-），血沉74mm/第1小时。查ANA、dsDNA（-），抗ENA（-），ANCA（-），肌酶谱（-）。抗CMV IgG（+）1∶64，IgM（-），PPD、抗TB抗体（-），肥达、外斐反应（-），布病凝集试验（-），痰培养：肺炎克雷伯菌。胸腹部CT：未见异常。予口服西力欣、拜复乐、多西环素、复达欣等无效。发热时查血培养（-）。

患病以来精神可，体重下降5kg/1个月。既往曾有复发性口腔溃疡，双下肢散在红斑已退。糖尿病13年，空腹血糖7~9mmol/L，长期口服中药降糖。查体：热病容，无皮疹关节肿痛，心肺腹（-），双腓肠肌轻压痛，睾丸肿胀不明显，有压痛。入院诊断：发热待查。行多次血培养并骨髓穿刺、骨髓培养、脑脊液培养等。脑脊液常规：无色透明，细胞总数4/μl，生化：氯化物126.5mmol/L，糖3.9mmol/L，蛋白1.94g/L，墨汁染色（－）。血培养：人表皮葡萄球菌，16小时报警。予去甲万古霉素0.8g q 12h。追问病史，患者否认皮肤破溃、拔牙、吸毒史。骨髓培养：表皮葡萄球菌。脑脊液培养：凝固酶阴性葡萄球菌。均对青霉素耐药，对万古高敏，对利福平低敏。痰培养（－）。调整用药：去甲万古霉素0.4g q6h＋利福平450mg qd。体表超声心动图提示：左房增大，升主动脉增宽。食管超声心动图：二尖瓣前叶0.8cm赘生物。睾丸超声：左侧睾丸实质回声不均。给予去甲万古霉素＋利福平2周后体温正常。持续应用去甲万古霉素＋利福平4周后复查血培养（－），脑脊液蛋白及培养均阴性，患者出院，改服拜复乐＋利福平2周后停药，病情缓解。出院诊断：凝固酶阴性葡萄球菌败血症（感染性心内膜炎、中枢神经系统感染、骨髓感染、急性非特异性睾丸炎），2型糖尿病。

分析与讨论

1. 本例患者入院后的初步鉴别诊断

本例患者以发热待查收入院，根据发热待查的诊断思路，且病程较短，首先甄别感染因素，多时间多部位抽血做血培养、脑脊液培养和骨髓培养等，争取获得病原学资料，同时筛查病毒学和结核因素。其次需警惕自身免疫病，本例患者存在腓肠肌痛和睾丸痛，因此曾疑诊结节性多动脉炎。最后，需要鉴别的是肿瘤性疾病。

2. 本例患者出现病原学检查阳性的解读

凝固酶阴性葡萄球菌（MRSconN）是正常人体非致病菌，是血培养最常见污染菌之一。因此，开始血培养中的MRSconN报警阳性值得怀疑。那么，如何鉴别是致病菌还是污染菌呢？从是否为高危感染人群、报警时间和多部位多时间取样几方面进行鉴别：①MRScoN 的易患人群有儿童、免疫低下人群、皮肤破损者；②致病菌阳性报警时间短：48h 内报警 60% 为致病菌，48h 外报警 100% 为污染菌；③多次多部位培养为同一细菌提示致病菌。另外，致病菌与污染菌在药敏谱上无差异。

3. 患者的生殖系统症状——睾丸炎

以感染的一元论解释患者的睾丸肿痛较为妥当，抗感染后睾丸区症状的缓解也进一步印证了感染的起因。请教专科医师得知：对于男性生殖系统炎症而言，睾丸炎多为血行/淋巴感染，可继发于全身性细菌性败血症，病原菌有葡萄球菌、链球菌、大肠杆菌、肺炎球菌、绿脓杆菌等，累及睾丸可见睾丸实质回声不均，化脓性睾丸炎可有局部不规则低/无回声区。

4. 患者的细菌性心内膜炎

根据患者的多部位体液培养阳性及心脏彩超检查所见，细菌性心内膜炎（IE）可以诊断。回顾文献综述，由于自身瓣膜病变（而非人工瓣膜）导致的 IE 的致病菌中，凝固酶阴性的葡萄球菌感染概率较低，1%~3%，多见于心瓣膜修补术患者，可以同时存在菌血症表现和心脏表现，往往无栓塞征象。

（蒋　颖）

专家点评

张文医师：此例患者因寒战、发热，伴腓肠肌痛、睾丸痛，外院抗生素治疗无效收入我科。结合其病程中有结节红斑和口腔溃疡等病史，风湿科医师较容易想到系统性血管炎，如结节性多动脉炎等疾病的可能。然而，发热伴有寒战在系统性血管炎是非常罕见的。本例患者糖尿病史多年，是感染的高危因素，尽管外院曾行血培养未发现致病菌，病房医师在入院后仍进行了血、骨髓和脑脊液多部位的培养，并证实表皮葡萄球菌血行感染，加上心脏赘生物地发现，使病情得以确诊和顺利治疗。需要强调的是感染性心内膜炎的诸多临床表现可以模拟系统性血管炎，从而迷惑临床医师的诊断思路。因此，在不明原因发热的患者面前，我们应开拓思路，细致观察，以尽早明确诊断。

第24例 淋巴结增大－进行性下肢无力、麻木－干燥综合征

病例摘要

患者女性，44岁，因“淋巴结增大7年，进行性下肢无力、麻木4年，加重伴腹胀1周”入院。

2000年无诱因出现颈部、颌下、腋下、腹股沟淋巴结增大，无疼痛、发热、盗汗，外院检查发现“腹腔多发增大淋巴结”，行手术切除，病理诊断为“巨淋巴结增生症”，此后于腹股沟、颈部等部位行淋巴结活检3～4次，病理提示为“淋巴结慢性炎”。

2003年双下肢无力伴双侧踝关节以下麻木感，爬楼时抬腿困难，站立后双下肢皮肤发紫。同时发现头颈部、双侧前臂、双侧小腿皮肤变黑。无发热、皮疹、关节痛、口眼干等。查ANA（+）1∶40，抗SSA（+），ESR、肌酶正常，IgM升高，血LAM 799mg/dl升高，眼科检查提示“干眼症”，腰穿“脑脊液压力正常，蛋白0.9g/L增高”。肌电图提示“周围神经病变”，腮腺造影提示腮腺导管存在囊泡样扩张，未作唇腺活检，考虑“干燥综合征”。给予美卓乐16mg qd口服，症状改善不明显，激素规律减量至美卓乐4mg qd维持，2006年10月因“子宫内膜癌”先后行子宫全切、双附件切除术，术后“不典型增生”。术中发现腹腔积液，腹腔积液为“漏出液”。术后自觉下肢麻木及无力加重，同时出现双手麻木，渐无法行走，声音嘶

哑，发音困难，全身多毛。2007年1月在外院检查，查血M蛋白、LAM（+），ANA（+）1∶320，抗SSA（+），P-ANCA（+），血沉正常。腹部CT：腹膜腔及腹膜后大量增大淋巴结，淋巴结周围结构紊乱，肝脾肿大。胸部CT：右上肺叶及两下肺病变，炎症性可能；双侧少量胸腔积液。骨穿：粒系增生。1周前患者逐渐出现腹胀、憋气，四肢水肿，夜间不能平卧，B超提示腹腔积液。至我院门诊，查血常规正常，ALB 31g/L；蛋白电泳可见M蛋白；尿常规：PRO 0.75g/L，ERY 10/μl；ESR正常，ANA 1∶80，抗ENA中抗SSA 1∶4（+），免疫电泳可见M蛋白，血LAM 898mg/dl。收入我院。查体：全身多毛（图24-1），皮肤色素沉着，指（趾）甲苍白，轻度杵状指（图24-2）。双腋下、腹股沟可及多枚直径2cm增大淋巴结，质软，无触痛，活动可。颈静脉充盈，肝颈征（－），心率90次/分，P_2亢进，肺动脉瓣及三尖瓣区可闻及3/6SM。腹膨隆，腹部质地偏韧，无压痛、反跳痛，肝脾触及不满意，移动性浊音（+），肠鸣音正常，

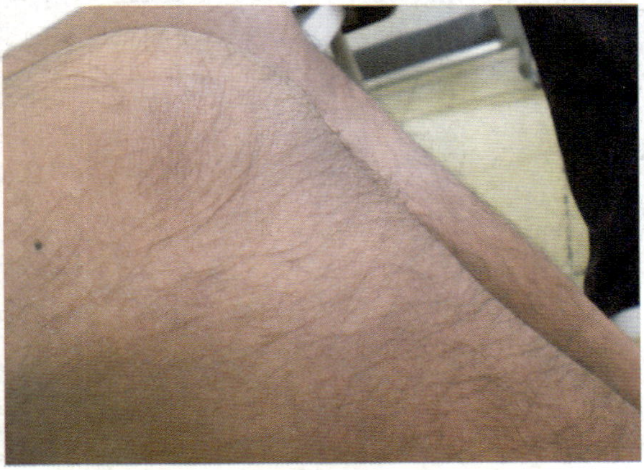

图24-1　多毛

双下肢可凹性水肿。双下肢膝关节以下感觉减退，足下垂（图 24-3）。入院诊断：干燥综合征？POEMS 病？

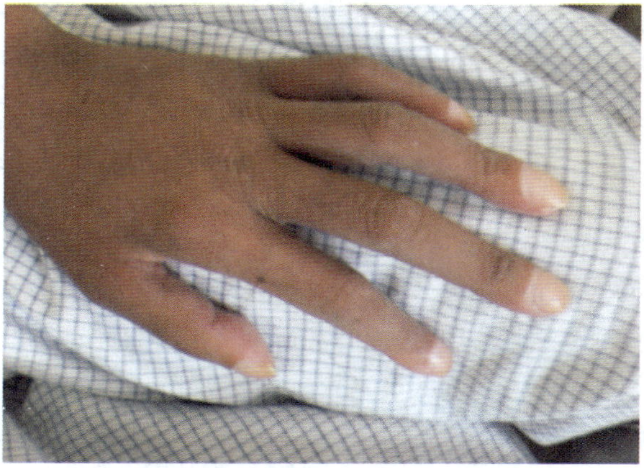

图 24-2　皮肤色素沉着、轻度杵状指和白甲

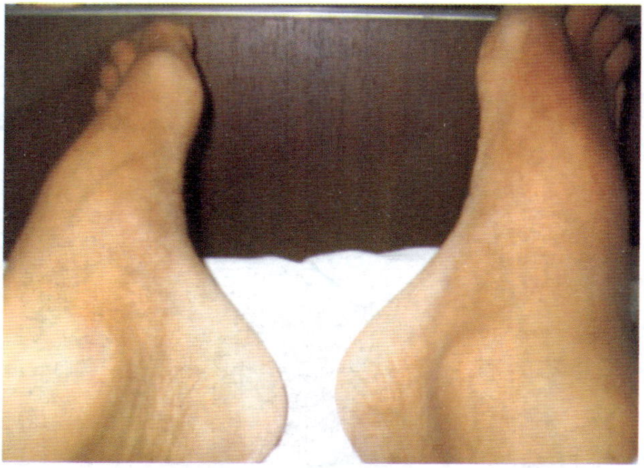

图 24-3　足下垂

分析与讨论

本例患者存在以下几个问题：

1. 原发性干燥综合征在初期是否可以诊断？POEMS病是否可以诊断？

根据2002年的干燥综合征的国际分类标准，患者眼干、口干的症状不明显，但眼科检查有明确的干眼症，腮腺造影亦支持口干燥症的诊断，有抗SSA抗体的阳性，初期应该考虑干燥综合征的诊断。患者的多发淋巴结增大、周围神经炎似乎亦可用干燥综合征解释。

然而，随着时间的推移，随着M蛋白和血轻链的不均衡升高，POEMS的诊断逐渐浮出水面，这就让专科医师再次回顾干燥综合征的诊断——诚然干燥综合征患者可以出现“相对良性”的M蛋白——通过文献检索和我院病例回顾，发现干燥综合征患者和SLE患者均可出现M蛋白，并可多年持续良性病程；然而该患者的淋巴结、肝脾肿大、腹腔积液较明显，周围神经病变进行性加重，对激素反应较差，逐渐出现心功能不全等表现以POEMS解释更为确切。此时，再看看干燥综合征分类标准中的最后附注：需要除外颈头面部放疗史、丙肝病毒感染、AIDS、淋巴瘤、结节病、GVH病及抗乙酰胆碱药的应用等，本例应归属此类情况。

2. 关于POEMS的临床表现、鉴别诊断、治疗和预后

POEMS病属浆细胞病范畴，是一组以多发性周围神经病和单克隆浆细胞增生为主要表现的临床症候群。日本学者Crow于1956年首先描述，1969年Fukase将其作为一个独立综合征

提出，1980年Bardwick等提出用POEMS（polyneuropathy，organomegaly，endocrinopathy，M protein，and skin changes）描述该综合征，此后该名称被广泛接受。国内北京协和医院于1986年报道首例POEMS综合征。P：多神经病变。半数患者因此而首诊，最终，半数患者因此而长期卧床。神经病变受累特点为先感觉，后运动，对称性，由远向近，进行性加重；通常不会累及颅神经及自主神经。近半数存在视盘水肿。可有脑脊液检查异常——压力增高，蛋白细胞分离（蛋白>45mg/dl，细胞数正常）。O：脏器肿大。美国梅尔医学中心报道，肝脏、脾脏、淋巴结肿大均各占25%。北京协和医院报道，肝脏、脾脏、淋巴结肿大分别占72%、88%、63%，与日本相似。肝穿刺活检为反应性改变。淋巴结活检为Castleman病或反应性增生。E：内分泌功能异常。性腺功能减低最常见。男性：勃起障碍（70%以上）和男子乳房女性化（约10%）。女性通常表现为月经稀少或停经，泌乳。甲状腺功能减低和糖尿病较常见。肾上腺功能减低约占15%。其他有甲状旁腺功能减退、高泌乳素血症等。M：M蛋白。70%患者有血清M蛋白阳性。M蛋白量不大，平均仅为1.1g/dl。绝大多数M蛋白轻链为λ型，重链为IgA、IgG，极少数重链为IgM。骨髓浆细胞增生，但大多小于10%。另外，尿本-周蛋白或骨髓活检标本轻链组化染色阳性等也支持存在“M”。S：皮肤异常。色素沉着、多毛、多汗、硬化、干燥、增厚、手足发绀、多血质、血管瘤/毛细血管扩张、杵状指、白甲等，其中色素沉着、多毛、硬化最常见。

POEMS患者还可以出现以下病变：骨改变：有报道97%可存在骨硬化性改变，其中约半数患者合并存在溶骨性改变，单纯溶骨性改变罕见。孤立性骨病灶可见于45%的患者，常见受累部位包括骨盆、脊柱、肋骨及肢体骨，但骨骼疼痛、病理性骨折及高钙血症罕见。Castleman 病：又名巨大淋巴结增生或血管滤泡淋巴结增生，与 POEMS 综合征关系密切，二者常伴随发生。在北京协和医院报道的 32 例 POEMS 综合征患者中，9 例行淋巴结活检，5 例病理诊断为 Castleman 病。心血管病变：动静脉血栓均可发生，可出现坏疽、缺血、心梗、脾梗、脑梗或 Budd-Chiari 综合征。心肌病变和充血性心力衰竭亦可出现。血管外水负荷增多：据北京协和医院报道，半数可见肢体水肿、腹腔积液、胸腔积液，发生率高于国外。

肺部病变：主要表现为肺动脉高压，可达 25%。

肾脏病变：病初少见，病情进展约 10% 需要透析。

另外，POEMS 尚需鉴别的疾病有：意义未明单克隆 γ 球蛋白病、多发性骨髓瘤、Waldenström 巨球蛋白血症、原发性系统性淀粉样变性、SLE/PAN/SSc/冷球蛋白血症、慢性炎性脱髓鞘性多发性神经病、Addison 病。

在治疗上，POEMS 的化疗方案有：MP、VAD、CHOP，有学者亦将 CTX、硫唑嘌呤、环孢素 A 等合用。其中，激素并马法兰治疗的有效率 40%。对于难治性病例，可以进行外周血干细胞移植治疗，另外，有报道 VEGF 单抗有效。

POEMS 的预后：轻重不一，预后与转归差别很大。Miralles 等报道 5 年生存率为 60%，Dispenzieri 等报道中位生存期 165 个月（14 年），最终死因通常包括心脏衰竭、呼吸衰竭、肾脏衰竭、感染和进行性加重的恶病质。

3. 干燥综合征和 POEMS 之间的关系？

综上，干燥综合征和 POEMS 互为对方的鉴别诊断项目，可见两者的关系密切，在本例中尤为明显。虽然干燥综合征可以作为阶段性诊断，而 POEMS 作为目前诊断更为确切。但到底是干燥综合征逐渐演变为 POEMS？是由初期的多、寡克隆浆细胞的增生逐渐向单克隆性增生转化？还是最初患者即为 POEMS，只不过表象上更接近干燥综合征，且符合其分类标准？这点恐怕是见仁见智。

（蒋　颖）

专家点评

张文医师：读完这个病例我们会提出一个问题，该患者整个病程是否都可以用POEMS解释？还是起病为干燥综合征，随着患者免疫系统紊乱的进一步异常，转化为POEMS？从临床特征看，本例干燥综合征的诊断是成立的，文献检索未发现干燥综合征转归为POEMS，但该病是一种良性淋巴增殖性疾病，在疾病的某阶段发生浆细胞由分泌多克隆球蛋白向分泌单克隆球蛋白转化的可能性存在，甚至可能发生血液系统恶性肿瘤，需引起重视。我国统计干燥综合征患者合并肿瘤的高危因素有：持续淋巴结增大、腮腺增大、单克隆免疫球蛋白和低补体血症等。

第25例　反复发热、血尿、蛋白尿－头痛－系统性红斑狼疮

病例摘要

患者女性，26岁，因“反复发热、血尿、蛋白尿18个月，头痛6个月”入院。

18个月前患者无明显诱因出现发热，体温38～39℃，伴畏寒、寒战，无双下肢及眼睑水肿，无腰痛，尿常规检查示有少量血尿及蛋白尿。当地医院诊为“肾小球肾炎”，给予泼尼松30mg，每日1次，并雷公藤多苷2片，每日3次，用药后体温下降，关节症状缓解。患者服用上述药物1个月后自行停药，再次出现发热，故复用泼尼松30mg，每日1次，逐渐每周减量2.5mg，激素加量后症状缓解，但于6个月前泼尼松减量至15mg时患者再次发热，伴头痛，无恶心、呕吐，无视物模糊及晕厥。2006年6月于外院住院诊治期间，多次尿常规检查结果为：白细胞（－），蛋白（＋）～（＋＋），红细胞（＋＋）～（＋＋＋），行肾脏活组织检查结果为狼疮性肾炎Ⅳ-G型。行头颅CT平扫未见明显异常。腰椎穿刺检查结果：压力不详，脑脊液常规检查结果为：无色清亮，白细胞6×10^6/L。脑脊液生化检查结果为蛋白0.45g/L，葡萄糖3.21mmol/L，氯化物123.1mmol/L。脑脊液涂片找细菌、抗酸染色及墨汁染色均阴性。血常规检查结果为：白细胞10.76×10^9/L，中性粒细胞为77%，血红蛋白为95g/L，血小板为316×10^9/L。肝肾功能检查结果为：肌酐

46μmol/L，白蛋白28g/L，谷氨酸氨基转移酶31U/L。给予甲泼尼龙（0.5g、1g、1g）静脉注射3天，环磷酰胺0.8g静脉注射1天，麦考酚酸酯0.5g，每日3次，服药3～5天后自行停药。患者用药后头痛、发热缓解，出院时口服泼尼松70mg，每周减量2.5mg，1个月前减量至30mg时患者又再次出现发热，体温37.8～38.5℃，午后明显，伴头痛，无恶心、喷射性呕吐。于我院急诊就诊，腰椎穿刺检查结果：脑脊液压力330mmH_2O，脑脊液常规检查结果：无色透明，5管糖阳性，白细胞0；脑脊液生化检查结果：葡萄糖2.9mmol/L，蛋白0.80g/L，氯化物117mmol/L，脑脊液细菌涂片、墨汁染色均阴性。给予甘露醇降颅压，并氢化可的松琥珀酸钠250mg静脉注射每日1次，于次日收入病房住院治疗。既往史：近期易“感冒”，孕1产1，无不良产史。体格检查：体温36.5℃，脉搏86次/分，呼吸14次/分。血压125/75mmHg。向心性肥胖，无皮疹、颏胸距2指，心、肺未见异常，腹软，无压痛，肝脾未及，双下肢无水肿，四肢关节不肿，无压痛，双侧Babinski征（+）。实验室检查：①血常规：白细胞9.90×10^9/L，中性粒细胞83.5%，血红蛋白135g/L，血小板302×10^9/L；②肝肾功能：肌酐64μmol/L，白蛋白38g/L，谷氨酸氨基转氨酶31U/L；③尿常规：白细胞15×10^7/L，蛋白1.0g/L，红细胞200×10^7/L。入院诊断：系统性红斑狼疮（SLE）（狼疮脑病，狼疮肾炎Ⅳ型）。诊治经过：初步诊断为SLE，狼疮脑病并狼疮肾炎，给予甘露醇250mg静脉注射，每日3次及氢化可的松琥珀酸钠250mg静脉注射，每日1次。结核杆菌试验（－），抗核抗体（ANA）1∶1280＋S，抗双链脱氧核糖核苷酸抗体（anti-dsDNA）（－），抗可提取性核抗原（anti-ENA）：抗SSA 1∶4（＋），抗心磷脂抗体（－），补体C 670mg/L（正常值＞600mg/L），抗巨细胞病毒pp65（－），抗结核抗体（－）。胸部X线检查结果：心肺大致正常。头部磁共振显像检查结果：脑室显著扩张。入院后第2天再次行腰椎穿刺检查，脑脊液检查结果较前有明显不同（表25-1）。请感染科会诊认为需要和结核性脑膜炎相鉴别，建议再次进行脑脊液。于入院后第4天进行腰椎穿刺检查，感染科会诊认为入院后的两次脑脊液常规检查中白细胞数较多，第1次以单核细胞为主（占70%），第2次以多核细胞为主（占90%），并且两次脑脊液生化中的糖均偏低（1.7～2.3mmol/L），氯化物偏低或为正常值低限（113～119mmol/L），建议予试验性抗化脓性脑膜炎治疗后观察。故给予青霉素480万U静脉注射，每日3次，并予丁胺卡那0.4g静脉注射，每日1次。5天后患者体温恢复正常，但头痛明显加重，再次行脑脊液常规检查，显示白细胞正常，但脑脊液生化检查结果蛋白偏高，糖偏低。前后对比多次脑脊液结果的改变不能以抗感染药物的作用解释，认为狼疮脑病可能性大。给予蛛网膜下腔鞘内注射氨甲蝶呤10mg并地塞米松10mg1次，甲泼尼龙200mg静脉注射，每日1次，共3天；人血丙种球蛋白20g，每日1次，共5天。用药后患者头痛明显好转，但6天后患者出现癫痫小发作，再次行脑脊液检查（表25-1）并鞘内注射（用药同前），给予甲泼尼龙1000mg静脉注射，每日1次，共3天及CTX 1.0g静脉注射1次，用药后患者头痛好转，未再出现癫痫样发作。甲泼尼龙用药后继予泼尼松60mg，每日1次，并CTX 1.0g静脉注射每月1次治疗，辅以蛛网膜下腔鞘内注射1次/周，共4次，患者病情平稳后出院。

表 25-1　SLE 患者入院前后脑脊液检查情况

时间	压力（mmH_2O）	外观	白细胞（$\times 10^6$/L）	单核/多核（%）	蛋白（g/L）	葡萄糖（mmol/L）	氯化物（mmol/L）	真菌及细胞学检查
入院前1天	>330	无色透明	0	0/0	0.8	2.9	117	细菌涂片、真菌培养、墨汁染色（-）
入院后								
第2天	125	无色透明	220	70/30	0.74	1.9	113	幼稚细胞
第4天	137	无色透明	120	10/90	0.78	2.3	119	-
第9天	40	无色透明	0	0/0	1.01	2.4	122	-
第10天	330	无色透明	0	0/0	0.77	2.9	115	幼稚细胞，激活淋巴细胞
第16天	>300	无色透明	26	18/80	0.67	2.6	121	-

注：-未检查

分析与讨论

SLE 出现中枢神经系统受累时称为中枢神经系统狼疮，也称为狼疮脑病，提示 SLE 病情高度活动，其发病率各家报道不一，为 22%~51%。狼疮脑病的临床表现多种多样，有学者认为，在诸多的临床表现中，对本病诊断最有价值的表现为癫痫、精神症状、横贯性脊髓炎、脑卒中、短暂性脑缺血发作和无菌性脑膜炎。狼疮脑病往往起病凶险，若无及时有效的治疗，病死率高达 18.7%。而狼疮脑病至今无高度敏感性和特异性的诊断标准，常需除外其他相关疾病（如感染、代谢性脑病）外，结合全身情况，是一种排除性诊断，因此给临床诊治带来困难。张烜等对 171 例狼疮脑病患者总结后发现，狼疮脑病发病时 SLE 病程为（2.24～1.9）年，其中在 2 年内发病者占 77.2%。狼疮脑病发作时多伴有全身的狼疮活动表现，按发生率分别为发热 96.5%，狼疮肾炎 81.3%，补体下降 71.9%，面部红斑 70.2%，抗 dsDNA 抗体阳性 66.7%，关节炎 58.5%，粒细胞及血小板减少分别为 46.2% 及 33.3%，口腔溃疡 43.9%，光过敏及浆膜炎均为 32.7%。按改良 LACC 标准判断有狼疮活动者占 95.3%。其中 151 例行脑脊液检查，异常者占 91.4%。其中蛋白增高 74.8%，程度自 0.43～3.82g/L，压力增高 45.7%，白细胞增高 33.8%，其中 82% 白细胞数低于 100×10^6/L，白细胞最高者 321×10^6/L，糖降低少见，仅 4.0%；脑脊液中氯化物均正常，48 例行脑脊液抗核抗体（ANA）及抗 dsDNA 检查均阴性。CT 和 MRI 影像学表现多种多样，可为多发梗死、出血、脑萎缩、脑室扩张、脱髓鞘病变等。因此得出结论：狼疮脑病多出现在 SLE 早期，常伴有全身狼疮活动的表现。脑脊液是最为基本和重要的检查，影像学检查有辅助诊断作用。本例患者在既往的 18 个月中，未坚持正规药物治疗：激素依赖，未及时加用二线药物，尤其是近期因症状反复长期服用中、大剂量激素（持续 12 周应用泼尼松 40～70mg/d），造成免疫抑制，又伴有发热，同时具备狼疮脑病和感染的易患因素，而两者的治疗原则背道而驰，因此需要明确除外细菌性脑膜炎，尤其是结核性脑膜炎，方能对症用药。虽然患者入院前的脑脊液检查无细胞学、糖和氯化物的明显异常，拟诊“狼疮脑病”收入北京协和医院风湿免疫科，但是在相隔 48h 的再次腰穿中发现脑脊液检查出现明显改变：白细胞增高，单核为主，糖明显降低，氯化物轻度降低，不得不令人怀疑结核性脑膜炎的可能（多次墨汁染色阴性，已排除隐球菌脑膜炎），而第 3 次腰穿结果较前更是大相径庭：白细胞仍较多，但 90% 以多核为主，糖轻度降低，氯化物正常，不变的是蛋白仍高。此时需要和细菌性脑膜炎相鉴别，反观狼疮脑病的支持点中，是狼疮性发热还是感染性发热尚证据不足，而回报的实验室指标中抗 dsDNA 和补体均阴性，未提示全身狼疮活动；尿常规虽有红细胞阳性，考虑到 6 个月即明确诊断的Ⅳ型狼疮肾炎，亦不能充分说明问题。虽然对于典型的化脓性脑膜炎而言，白细胞数量似嫌不足，但考虑到化脓性脑膜炎的进展迅速，仍给予患者试验性治疗：大剂量青霉素并丁胺卡那抗感染。然而 5d 后，患者虽然发热被控制，但头痛明显加重，不能不加强降颅压治疗。颅内的抗感染治疗结果提示此发热未必和感染相关，至少和颅内病变相关性不大。再次作脑脊液检查，提示白细胞为 0，蛋白仍高，糖轻度下降，氯化物正常。纵观 10 天内的 4 次腰穿变化多样，无连续性和相似性，感染性脑膜炎的脑脊液表现多有连续性，因此单纯以结核性脑膜炎、化脓性脑膜炎均无法解释，而不同狼疮脑病患者的脑脊液检查恰恰可以表现多样性，因此考虑该患者存在狼疮脑病。而回顾性分析此例患者的多次脑脊液结果亦提示同一例狼疮脑病患者的脑脊液可以存在变化，这一特点是否和用药有关，是否是狼疮脑病脑脊液的共性尚需扩大样本量进行观察。在本例患者的脑脊液细胞学检查中还出现了少见的“幼稚细胞”及“激活的淋巴细胞”，显微镜下可见和正常者不同，此时的淋巴细胞个体稍大，可见分裂象，核异形，染色体疏松，胞质丰富。脑脊液中反复出现的白细胞中部分即为活化的淋巴细胞，此淋巴细胞亦可以作为中枢神经系统中SLE活动证据。在高度疑诊狼疮脑病，又除外了感染性脑膜炎的基础上，应及早干预，降低危害，治疗方案倾向积极联合：给予甲泼尼龙冲击、二线药物治疗并反复鞘内注射药物是适宜的。大剂量激素和环磷酰胺冲击治疗SLE是较为有效的方法，已得到普遍公认，许多学者认为甲泼尼龙或环磷酰胺的单药冲击治疗、甲泼尼龙并环磷酰胺联合冲击治疗狼疮脑病的疗效优于标准激素治疗法。对环磷酰胺、甲泼尼龙的用量目前仍有争议，有学者通过对小剂量与大剂量甲泼尼龙和环磷酰胺冲击治疗的对比研究发现，小剂量组不良反应发生率明显低于大剂量组，长期疗效两组间差异无统计学意义，因而主张以小剂量为好。而我们的经验是，部分顽固的狼疮脑病患者临床上表现有甲泼尼龙的剂量依赖性，如本例患者即在第一次甲泼尼龙200mg、共3天的治疗后头痛明显好转，但于6天后症状反复并加重，再次给予甲泼尼龙1000mg冲击并环磷酰胺治疗后方病情得以稳定。环磷酰胺和甲泼尼龙联合应用可发挥协同作用，前者主要通过作用于淋巴细胞而抑制特异性抗体，后者尚可抑制网状内皮系统和细胞因子，从而控制各种脏器血管炎。故两药联合冲击治疗既可迅速控制SLE活动期的血管炎，改善临床症状，又可减少激素用量，缩短用药时间，减少不良反应，改善预后。而自从Valesini等引用中枢白血病鞘内注射疗法取得满意疗效后，国内也有较多报道甲氨蝶呤和地塞米松鞘内注射治疗狼疮脑病获得较好疗效。鞘注疗法的药力集中，无需顾虑血脑屏障的隔挡和全身用药的不良反应，是冲击疗法的有效、安全的补充。

（蒋　颖）

专家点评

张文医师：系统性红斑狼疮（SLE）患者病程中出现中枢神经系统受累是病情严重的表现。然而，当患者同时出现发热和中枢神经系统症状时鉴别为狼疮脑病还是中枢感染对治疗的决策至关重要。本文分析了狼疮脑病和中枢感染患者脑脊液的区别。当然影像学对鉴别诊断也有帮助。本例患者第 1、4、5 次的脑脊液检查结果是较典型的狼疮脑病表现，而第 2、3 次脑脊液中白细胞明显升高则非通常所见，应警惕感染或考虑是否为穿刺损伤所致。尽管几次脑脊液检查结果差别很大，但最初患者腰穿是在头痛症状很重时进行，当时脑脊液压力很高，而白细胞为 0，这次检查结果给了我们足够的信心去诊断狼疮脑病。本例患者的病情反复还给我们上了重要的一课，即重视免疫抑制剂和激素的联合使用，有不少合并重要脏器受累的患者因只接受激素治疗，导致不能维持病情缓解，在激素减量过程中多次复发，这是我们需要尽量避免的。

第 26 例　皮肤淤斑－间断关节肿痛－胸闷－SLE、LAM

病例摘要

患者女性，40 岁，因“皮肤淤斑 23 年，间断关节肿痛 4 年，胸闷 2 年”入院。

患者 23 年前无诱因出现口腔血疱、皮肤淤斑、月经量增多、鼻出血，于当地医院查血常规：白细胞正常、血红蛋白最低 20g/L、血小板 $<10\times10^9/L$，诊为“血小板减少性紫癜”，予糖皮质激素 + VCR + 中药治疗近 1 年，期间反复头晕、黑蒙、晕厥，间断给予红细胞悬液静点，血常规可恢复正常。2002 年 3 月患者无明显诱因出现双手肿痛、不能握拳，后逐渐出现双膝、腕、踝关节及双足小关节肿胀、活动受限、局部压痛，伴晨僵，1～2h 后缓解，伴双手、双踝可凹性水肿及全身肌痛，双上肢上抬困难；体温于午后开始上升，波动于 37.5～38.0℃，可自行降至正常，扑热息痛可退热，同时出现盗汗、乏力及脱发，当地医院查白细胞 $(3\sim4)\times10^9/L$，血红蛋白及血小板正常，血沉升高、RF 正常，诊为“类风湿关节炎”，予多种中药口服或外用后关节疼痛减轻，但仍有肿胀。4 年前患者无明显诱因出现畏寒、寒战，体温升高至 39℃，稽留不降，伴颜面、四肢水肿及胸闷、憋气，夜间不能平卧，出现头痛、恶心、呕吐、精神异常（大喊大叫），曾行腰穿（不详），诊为“系统性红斑狼疮”，予甲泼尼龙 1g×3d 并静脉滴注丙种球蛋白，治疗后体温

降至正常、症状好转；后改口服泼尼松50mg qd×1周，每1~2周减量5~2.5mg，并CTX 0.6g/3周静脉输注（累计量11g后停用）、羟氯喹100mg bid（至今）。2004年3月患者泼尼松减量至10mg qd后水肿、关节肿痛加重，复查SLE相关指标升高（不详），予甲泼尼龙1g×3d冲击治疗后好转。后患者逐渐出现呼吸困难、胸闷、憋气，胸部CT发现双肺多发囊状影，2004年4月2日于外院行经支气管镜肺活检，经病理结合临床诊断肺淋巴管肌瘤病（lymphangioleio-myomatosis，LAM），予黄体酮治疗共1个月，憋气症状无明显变化，需间断吸氧。2004年10月关节症状反复，再次予大剂量甲泼尼龙冲击治疗（不详），之后改为泼尼松20mg qd，逐渐减量。2005年3月泼尼松减量为10mg qd维持，关节肿痛症状可耐受；但心悸、胸闷、活动后气短、胸背痛逐渐加重，可平路步行30分钟，不能爬楼，夜间高枕卧位入睡、无双下肢水肿及夜间阵发呼吸困难。1个月前感冒后出现低热、咳嗽、咳少量黄色黏痰，活动后气短加重，伴双手PIP肿痛、双手背水肿、皮肤增厚、颜色加深，左面部麻木，予抗感染治疗（不详）后体温降至正常、停药后反复，为进一步诊治收住我科。患者起病以来体重增加20kg，幼年曾患麻疹，2年前发现糖尿病，予饮食控制、诺和龙、格列吡嗪治疗，血糖未监测；患者常年有受凉后双手发紫、变白，活动或保温后颜色恢复正常，伴脱发、轻度口干、畏寒，青霉素过敏。患者22岁曾行剖宫产，G_1P_1，2004年绝经，双亲患高血压、糖尿病。查体：双手背皮肤增厚，双手足皮肤色深，双手PIP背部可见局部脱皮；浅表淋巴结未触及增大。心尖部可闻及收缩期3/6级吹风样杂音，双手背轻微肿胀，余肺、腹、神经系统查体大致正常。

入院后完善各项辅助检查：血常规：WBC（2.4~8.27）×10^9/L，嗜中性粒细胞58.4%~85.4%，Hb（104~124）g/L，PLT（143~250）×10^9/L；肝肾功能：ALT 25U/L，ALB 3.6g/dl，

K 4.12mmol/L，Cr 0.49mg/dl，BUN 13.5mg/dl，CK 54U/L，HBD 272U/L；尿常规、便常规并潜血、PT＋A、尿沉渣、尿微量白蛋白、24 小时尿蛋白均正常。免疫学指标：Ig：IgG 23.4g/L，IgA 5.51g/L，IgM 0.498g/L；补体：C4 下降 11.3mg/dl，RF 因子正常，CRP 0.832mg/dl，ESR 23mm/第 1 小时，狼疮抗凝物、抗心磷脂抗体均阴性，ANA＋dsDNA：ANA HS 1∶1280，dsDNA：（ELISA）295U/ml（IF）1∶10；抗 ENA：抗 RNP 73、32、17.5kD。影像学：CXR：双肺间质纹理增厚，见网格影。肺高分辨 CT：双肺多发薄壁囊泡、网格影。肺功能：限制性通气障碍，弥散功能下降。心电图未见明显异常。超声心动检查：心脏结构及功能未见明显异常，射血分数 66%。腹部 B 超：脂肪肝。子宫及双附件 B 超：子宫双附件未见明显异常，双肾、输尿管、膀胱未见明显异常。继续给予泼尼松 10mg qd 控制狼疮，3 月 13 日加用 CTX 0.4g/W。请呼吸科会诊肺高分辨 CT：考虑囊泡较前明显增大，近胸膜，如行经支气管镜肺活检可导致气胸、纵隔气肿可能性大，不宜行支气管镜检查，如欲明确肺受累情况，行开胸肺活检更佳。请病理科刘鸿瑞教授会诊外院病理片，考虑病理改变不典型。于是行开胸肺活检，术中见右肺多发囊性变，完整切除右下肺直径约 3cm 大小囊泡及周围部分肺组织。术后患者体温波动于 37.3～37.7℃之间，给予患者雾化排痰及头孢曲松（罗氏芬）抗感染。术后病理提示：滤泡性细支气管炎，考虑和系统性红斑狼疮相关，给予 CTX 治疗。

分析与讨论

该患者为中年女性，急性起病，病情迁延，病程 23 年，主要表现为皮肤出血倾向、多关节肿痛、脱发、精神神经症状、白细胞低、ANA（+）、抗 dsDNA（+）、抗 RNP（+）。曾于外院诊为 SLE，甲泼尼龙冲击有效。近2年患者逐渐出现进行性呼吸困难，胸部高分辨 CT 提示多发薄壁囊泡、网格影，肺功能显示肺总量下降，限制性通气障碍，弥散功能下降。无乳糜胸、腹腔积液及泌尿、生殖系统占位病变，曾于外院行纤维支气管镜检查诊断 LAM。

本次以“低热、咳嗽、咳黄白痰、关节肿痛、白细胞低”收入我科。

对于本病患者，我们主要关注以下几个问题：

1. 患者的 SLE 诊断是否明确？是否为活动性？

患者为中青年女性，有多系统受累表现，考虑弥漫性结缔组织病，其中因为存在血小板下降、中枢神经系统受累、多关节炎并 ANA、dsDNA（+）、RNP（+），因此，SLE 诊断明确。而因为入院时免疫学指标提示 ANA（+）HS 1∶1280，dsDNA（ELISA）295U/ml、（IF）1∶10；补体不低，无肾脏、中枢活动性受累证据，1周后关节肿痛好转，白细胞恢复正常，因此考虑病毒感染可能大，无明确 SLE 活动证据。

2. SLE 常见的肺部表现是什么？多发肺大疱是否为 SLE 所致？

患者在出现狼疮脑病后，于外院甲泼尼松冲击及静脉输注免疫球蛋白有效，但未应用二线药物，其后影像学上显示肺间质病变及薄壁囊泡、结节影，那么，肺大疱是否是因为未持续应用二线药而导致的 SLE 的肺受累？

SLE 可引起间质、纵隔、胸膜、气道、呼吸肌等受累，常见肺部病变表现有：①间质性肺疾病：急性狼疮肺炎、非特异性间质肺炎，机化性肺炎、弥漫性肺损伤；SLE 肺间质病变的影像学特征性改变包括双肺浸润影、网格影，晚期可出现蜂窝肺，多见于胸膜下和双肺底，出现肺总量下降，但肺大疱少见，薄壁、规则者更罕见；②气道病变，上呼吸道功能失调、支气管扩张、闭塞性细支气管炎；③胸膜病变，伴或不伴胸腔积液的胸膜炎；④血管病变：血管炎、血栓性疾病，肺动脉高压。患者可合并抗磷脂综合征，引起高凝状态。肺部感染也很常见。对我院2004年SLE住院患者330例进行总结发现：胸膜病变占25%，肺动脉高压占15.3%，感染占19.1%，还有急性狼疮性肺炎、弥漫性肺泡出血、慢性间质性肺病、肺栓塞等，但未见肺大疱样改变。曾有学者对结缔组织病合并肺大疱情况进行文献复习及总结，查到国内外11篇共13例CTD合并肺大疱报道，SS为主，共11例，PM及复发性多软骨炎各1例，说明CTD合并肺大疱少见。综合以上材料，说明SLE合并肺大疱的情况至少是非常少见的。

3．本例肺大疱的鉴别诊断

其他肺部囊性病变可见于肺气肿/肺大疱、支气管扩张、肺组织细胞增生症X、肺淋巴管肌瘤病、蜂窝肺等。组织细胞增生症X、LAM均为呼吸系统罕见疾病，许多CTD可合并发生于肺部的间质改变及蜂窝肺。肺气肿患者胸片可见肺野透亮度增加，过度通气，多有吸烟史、慢性支气管炎史，肺功能可见气流受限，该患者无相关病史，肺气肿相关肺大疱诊断不能成立；支气管扩张除双轨征等改变外，也可有囊性病变；组织细胞增生症X，又叫肺朗格汉斯细胞增多症，多见于男性吸烟者，可表现为囊泡、结节样改变，中上肺多见，下肺少见，该患者影像学及病史不支持。肺内多发囊性改变要考虑LAM可能，该病发生罕见，我国报道共50例左右，胸部CT表现为典型弥漫薄壁囊泡，主要病理表现为平滑肌细胞增生，可累及淋巴管、气管及血管，HMB45（+）对该病诊断很有帮助。本患者婚育龄女性，曾于外院行TBLB，病理结合临床诊断LAM。LAM与女性激素关系密切，多见于婚育龄女性，仅有几例绝经期女性报道，且均应用雌激素替代治疗。除胸部HRCT均有双肺弥漫的薄壁囊泡改变外，可出现肺泡出血、气胸，胸腔积液、乳糜胸，无症状性肾血管平滑肌脂肪瘤，囊性腹膜后占位（20%）、腹腔积液等并发症。病理上，大体标本可见多发囊泡样改变，光镜下可见细支气管旁异常平滑肌细胞增生和浸润，HMB45染色（+）。治疗方面主要为女性激素拮抗剂，如雌激素受体拮抗剂他莫西芬、达菲林等，也可行卵巢切除术和肺移植。预后方面报道不一，8.5年生存率38%，10年生存率79%。该患者与典型LAM影像学资料相比，胸片均可见双下肺为主的较明显网格影，CT均可见肺野中多发囊泡影。但我院刘鸿瑞教授核对外院病理切片指出：病理改变不典型，免疫组化阴性，建议重新肺活检。SLE和LAM在治疗及预后方面均不同，确诊依赖于病理。另外，肺囊泡样改变尚可见于组织细胞增多症X，多见于吸烟男性，主要表现为位于肺上叶的不规则厚壁囊泡，镜下可见细支气管壁异常单核细胞浸润。

4. 结合本例病理报告，我们得到什么信息？

复习外院经支气管镜肺活检病理切片，LAM诊断难以成立。我院开胸肺活检，肺组织镜下囊壁被覆低柱状细支气管上皮及肺泡上皮细胞，呈细支气管肺泡囊肿改变。病变集中于间质，末梢细支气管慢性炎，细胞浸润较明显，可见浆细胞、淋巴细胞、淋巴滤泡等，未见机化性肺炎，肺泡间隔部分轻度增宽，慢性炎细胞浸润，未见肺泡间隔、血管、淋巴管周围增生平滑肌，考虑为滤泡性细支气管炎，轻度富细胞性间质性肺炎。未见淋巴上皮病变。免疫组化：HMB45（-）。据目前病理资料诊断为：滤泡性细支气管炎，轻度富细胞性间质性肺炎，细支气管肺泡囊肿，LAM诊断不能成立。

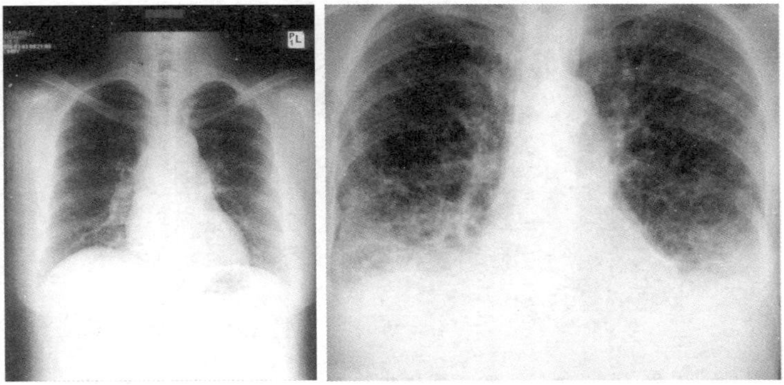

图 26-1　本患者（左图）和 LAM 患者的胸片对比

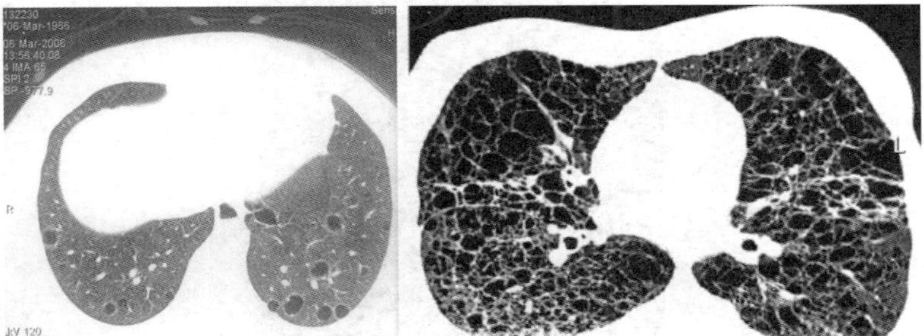

图 26-2　本患者和 LAM 患者的 HRCT 对比

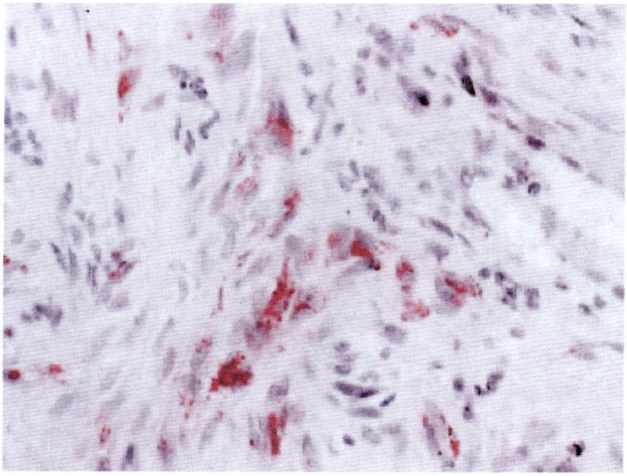

图 26-3　LAM 患者的病理大体标本：多发囊泡样改变

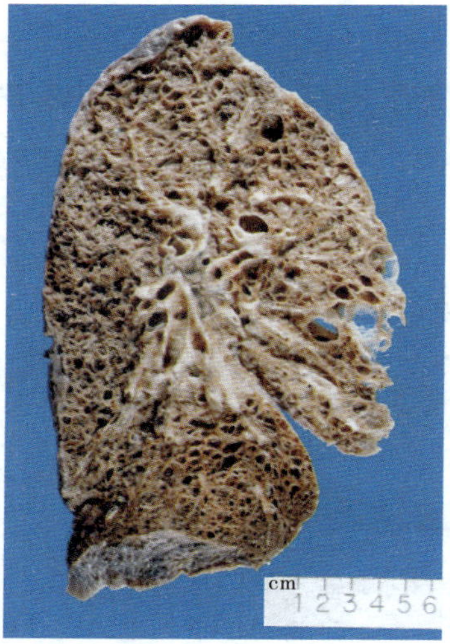

图 26-4　LAM 患者肺组织病理的免疫组化特异性检查：HMB45（+）

滤泡性细支气管炎在干燥综合征中更为常见，也可见于类风湿关节炎，肺大疱的发生机制是间质、气道病变共存，肺顺应性下降，细支气管损伤，引起气道阻塞，气流陷闭，形成有张力的薄壁肺大疱。加强免疫抑制剂等治疗可有所好转，加强SLE治疗对已存在的肺大疱无效，但对控制病情进展可能会有一定作用。因此，本例患者经讨论后认为肺部病变为滤泡性细致气管炎，由SLE导致，病变相对慢性不可逆，但亦值得加用CTX治疗。

（蒋　颖）

专家点评

张文医师：本例患者的成功诊断充分体现了经治医师深厚的临床基本功底和刨根问底的精神。尽管外院已有的病理提示该患者为淋巴管肌瘤病，但SLE和淋巴管肌瘤病这两种少见疾病均发生在同一人实属罕见。此种情况下应尽量用一元论来解释。病房医师不仅借来了外院的病理进行会诊，还克服了困难进行开胸肺活检，最终纠正了病理诊断。让我们最欣慰的是其肺内薄壁空洞实为SLE本病所致，患者可能通过加强原发病的治疗而阻止病变进展，使患者的预后有了新的希望。

第27例 关节肿痛－全身水肿－发热－肝脾淋巴结增大

病例摘要

患者男性，52岁。因“关节痛、全身水肿、间断发热、皮疹3个月”于2007年5月15日入院。患者2007年2月无明显诱因出现全身对称性可凹性水肿，肢端更为明显。随后出现全身多关节肿痛，累及双手近端指间关节（PIP）、远端指间关节（DIP）、掌指关节（MCP）、双腕、双肩、双膝、双踝、双髋、双颞颌关节，对称分布，持续不缓解，双肩不能上抬，双手不能握拳，晨起明显，睡前略缓解。自测体温呈间断性低热，T 37.8℃，夜间多见，发热时伴有畏寒及全身对称性分布红色充血性斑丘疹，部分融合成片，略痒。我科门诊查血常规、肝肾全（－）；肌酶谱正常；抗核抗体（ANA）（＋）S 1∶40，抗双链DNA、抗可提取性核抗原（ENA）、抗角蛋白抗体（AKA）、抗核周因子（APF）、抗环瓜氨酸多肽（CCP）均阴性，红细胞沉降率（ESR）16mm/第1小时，C反应蛋白（CRP）9.6mg/L，类风湿因子（RF）＜20U/ml。X线片：右肺尖斑点索条影；手足像：软组织肿胀，双手、足及腕、踝各关节骨质结构包括关节面、关节间隙基本正常（图27-1）。骨核素显像：双侧肩、肘、腔、指间、膝、踝及跖趾关节异常所见，考虑为炎症所致；淋巴结活检：淋巴结反应性增生。2007年3月28予得宝松1ml肌注，水肿、关节痛、皮疹症状明显减轻，双手可握拳，仅脸部留有少许水肿。自2007年4月19日起予口服泼尼松，5mg每日一次，甲氨蝶呤（MTX）12.5mg，每周一次及雷公藤20mg bid治疗。仍间断发热，T 38℃，为行进一步诊治收住院。既往史、个人史、婚育史、家族史无殊。入院体检：双上肢、前胸、后背可见弥漫性细小充血性斑丘疹，呈对称分布，压之褪色。双侧颈前、颈后、锁骨上以及双侧腋窝、腹股沟各可及数枚0.5～4cm大小淋巴结，质韧质硬，活动度可，无压痛，颈根部淋巴结融合，质中。心肺腹查体未见异常。四肢关节无肿胀、压痛。诊治经过：入院后查血常规：白细胞$6.97\times10^9/L$，血红蛋白117g/L，血小板$105\times10^9/L$；尿常规、便常规＋潜血（－）；肝肾功能正常。感染相关：PPD（－）、结核杆菌抗体（－）、EB病毒抗体（－）、CMV-pp65（－）。炎性指标：ESR 8mm/第1小时，CRP 15.3mg/L。蛋白电泳：γ球蛋白25.6%。肿瘤相关：肺癌筛查：TPA 6.34ng/ml，NSE（－），Cyfra211（－）。CA系列（CA242、CA50、CA199、CEA）、AFP、PSA均阴性。骨髓涂片、骨髓活检×2次：大致正常。2007年5月17日淋巴结活检：（右颈）破碎的淋巴结，淋巴组织高度增生。2007年6月1日淋巴结活检：淋巴结反应性增生。2007年6月15日左颈部和右侧滑车上淋巴结活检：淋巴结反应性增生，T细胞区高度增生，免疫组化：CD3（＋）、CD20（＋）、CD21（＋）、CD79α散在（＋）、CD68散在（＋）、CD15散在（＋）、CD30（－）。影像学检查：心脏彩超未见明显异常；双手、双足正位像：软组织肿胀。胃镜：慢性浅表性胃炎。胸部、腹盆增强CT（图27-2，5月22日）：纵隔及双侧腋窝淋巴结增大，腹膜后、小网膜区及左侧腹股沟区可见淋巴结增大，肝脾大。全身弥散加权成像（DWI）（图27-3）：双侧颈深间隙、双侧颈根部、双侧腋下、双侧前上胸壁（左侧为主）、腹膜后、双侧髂血管旁双侧腹股沟多发增大淋巴结，恶性可能性大；肝脾增大；筛窦炎症可能。

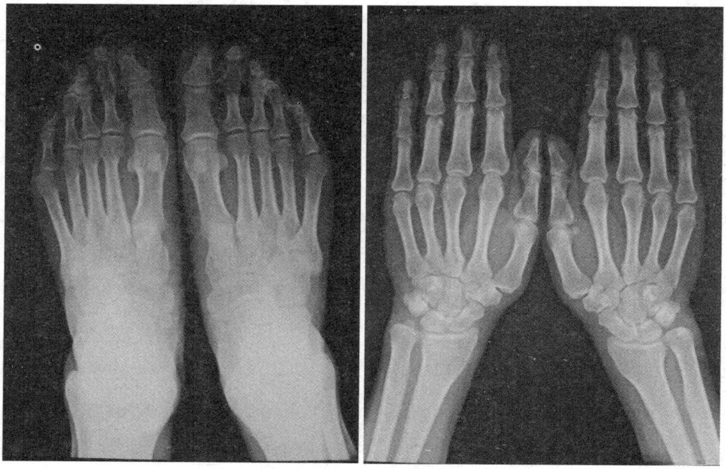

图 27-1　双手足 X 线片：软组织肿胀，各关节骨质结构包括关节面、关节间隙基本正常

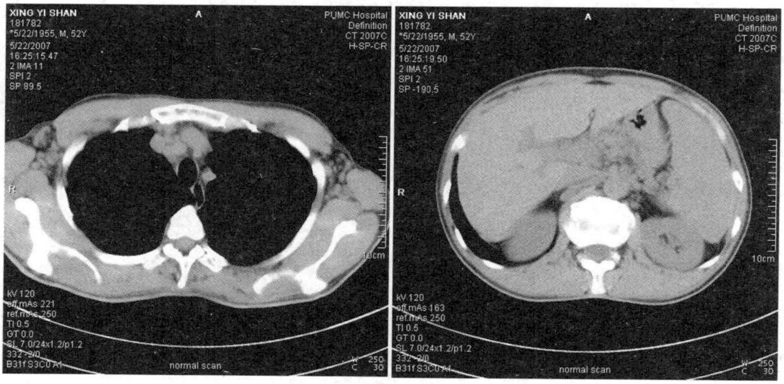

图 27-2　胸部、腹盆增强 CT（5 月 22 日）：纵隔及双侧腋窝淋巴结增大，腹膜后、小网膜区及左侧腹股沟区可见淋巴结增大，肝脾大

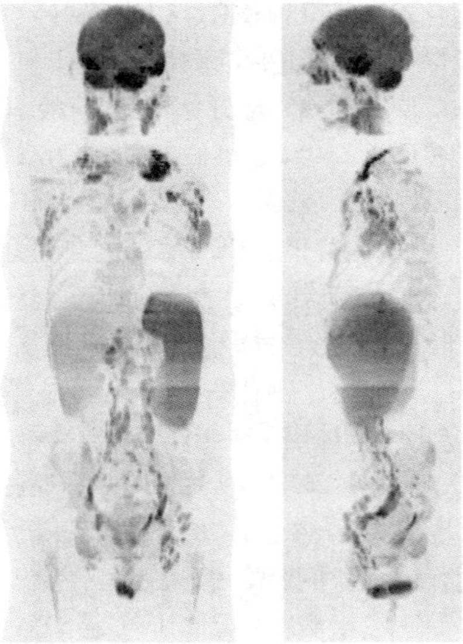

图 27-3　全身弥散加权成像（DWI）：双侧颈深间隙、双侧颈根部、双侧腋下、双侧前上胸壁（左侧为主）、腹膜后、双侧髂血管旁双侧腹股沟多发增大淋巴结，ADC 值减低，恶性可能性大；肝脾增大；筛窦炎症可能

患者入院后继续泼尼松、MTX、雷公藤苷治疗。无明显关节肿痛、水肿，但间断发热，肝脾逐渐增大（达盆腔），并逐渐出现腹胀。监测血常规，血三系逐渐下降（白细胞最低到 $2.53\times10^9/L$、血红蛋白最低到 78g/L、血小板最低到 $22\times10^9/L$）。自 6 月 17 日始出现高热，T 40℃，伴畏寒、寒战，抗感染治疗后体温下降到 38℃。6 月 24 日凌晨再次出现寒战、高热，伴气短，测血压 80/50mmHg，血氧饱和度 90%，予补液、吸氧治疗后上

述症状好转，但血压恢复不明显，需多巴胺5mg/(min·kg)持续泵入升压。6月25日胸部HRCT（图27-4）：纵隔淋巴结较1个月前明显增多增大，双侧少量胸腔积液。肺间质纹理粗。肝脾较前明显增大。自6月25日开始予琥珀酸氢化可的松150mg q12h、环磷酰胺（CTX）0.4g和长春新碱2mg各一次，后血压逐渐上升，停用多巴胺，患者一般情况好转，无发热，自觉腹胀好转，查体肝脾明显缩小。PET：双侧颈部、颈根部、腋窝、腹股沟及右肺门、腹主动脉旁、左髂血管旁多发代谢增高淋巴结，性质待定，肝脾增大。后激素改为口服泼尼松60mg/d，7月10日再次予CTX 0.4g，患者一般情况明显好转，无发热、腹胀，食欲改善，7月11日出院。出院后激素规律减量（每周减5mg），并用CTX 0.4g，2次。9月5日泼尼松减量到25mg/d时，患者再次出现发热、憋气，多发浅表淋巴结增大，肝脾进行性增大，血气示Ⅰ型呼吸衰竭，胸片示双下肺渗出斑片影，双侧胸腔积液，予亚胺培南/西司他丁（泰能）抗感染及甲基泼尼松龙40mg q12h治疗后好转。9月29日住入我院血液科，患者血红蛋白及血小板进行性下降。两次骨髓活检：骨髓组织中散在CD3阳性淋巴细胞，不除外淋巴瘤浸润骨髓，免疫组化：MPO（+）、CD3（+）、CD15（-）、CD20（-）、CD79α（-）。颈部淋巴结活检：非霍奇金恶性淋巴瘤（外周T细胞型），免疫组化：CD3（+）、CD43（+）、CD21（+）、CD20（-）、ALK（-）、Ki-1（散在阳性）、CD15（-），TCR基因重排（+）。诊断为非霍奇金淋巴瘤（外周T细胞型），骨髓受累。于10月19日给予1个疗程CHOP方案化疗，化疗后出现骨髓抑制，患者出现发热和Ⅰ型呼吸衰竭；血培养：热带念珠菌和溶血葡萄球菌，虽经积极治疗，患者于11月8日经抢救无效死亡。

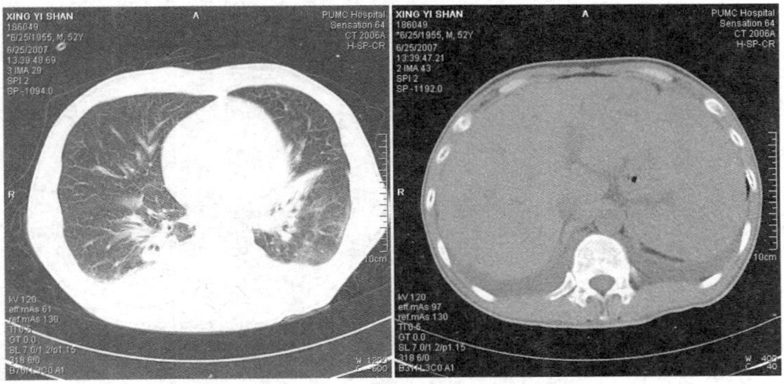

图27-4　胸部HRCT（6月25日）：与5月22日相比，双侧腋下及纵隔内淋巴结有增大表现，新出现双侧少量到中等量胸腔积液，肝脾增大较前明显。双侧肺野内呈现广泛的小叶间隔增厚的表现，双上肺最为明显，呈粗网格状，并存在叶间积液

分析与讨论

病例特点为：中年男性，急性起病，病史5个月。临床表现为水肿、多关节肿痛、皮疹、间断发热和全身淋巴结、肝脾肿大。病程分为三个阶段。

第一阶段：首发表现为水肿和多关节肿痛，为颜面及四肢水肿，肢端明显，伴对称性多关节肿胀、压痛，晨僵；有间断中等程度发热，午后为主，伴有畏寒；四肢、躯干充血性皮疹，发热时加重。查体和影像学提示浅表和深部多发淋巴结增大，肝脾肿大。辅助检查：炎症指标轻度升高，LDH轻度升高，免疫指标中有低效价 ANA 阳性，其他包括 RF、AKA、APF、抗 CCP 等均为阴性。手足 X 线片无明显骨侵袭的表现。多次淋巴结活检均提示淋巴结反应性增生。病初患者对小剂量激素治疗有“戏剧性”效果，水肿迅速消退，关节肿痛明显好转，淋巴结缩小。

以关节病变为切入点进行分析，结合患者以手足水肿、多关节炎起病、RF 阴性、对激素反应好，考虑缓和性血清阴性对称性滑膜炎伴凹陷性水肿综合征（RS_3PE）诊断明确。RS_3PE 在老年多见，发病年龄多大于 50 岁，偶有青壮年发病的报道，男女比例为 2∶1。发病机制不明，可能与环境、季节、感染及遗传因素相关。关节表现多为多发对称性滑膜炎，主要累及腕及手小关节，肘、肩、髋、膝、踝、足关节均可受累。水肿与关节炎常同时发生，在指、趾肌腱背侧出现可凹性水肿，常呈对称性，且手、足背常同时出现，亦可累及上下肢体。部分患者因手背显著肿胀，屈肌腱鞘炎症产生腕管综合征。实验室检查一般为非特异性炎症表现，RF 和 ANA 持续阴性，少数为低效价阳性，X 线片可见软组织水肿或骨质减低，无 RA 常见的骨侵袭性病变。多数 RS_3PE 患者预后良好，经药物治疗，可得到完全和持久的缓解，部分患者可自限性逐渐缓解，病程 5 ~ 120 个月不等。治疗主要为对症处理，用小剂量激素、非甾体抗炎药和慢作用药均有效，小剂量激素可以产生显著的治疗效果。第二阶段患者出现间断高热，最高达 40℃，发热时伴有明显的畏寒、寒战，多种抗生素效果不佳。后出现血压下降，经补液、扩容后上升不明显，同时胸部 CT 提示纵隔淋巴结明显增大，出现双侧胸腔积液和间质纹理增粗，肝脾进行性增大，血三系下降，骨穿提示增生活跃，未见明显的噬血现象及恶性肿瘤细胞，加大激素，并加强免疫抑制剂（环磷酰胺和长春新碱）后，血压、血氧纠正，肝脾淋巴结明显缩小。但症状反复加重，后经骨髓活检和第7次淋巴结活检方确诊为外周T型非霍奇金淋巴瘤（前6次均为反应性增生）。

有些学者认为，RS_3PE是一种综合征，而非一种疾病，是风湿性疾病的早期临床表现之一，随诊过程中可出现典型的结缔组织病，如系统性红斑狼疮、干燥综合征、类风湿关节炎、皮肌炎、血清阴性脊柱关节病、复发性多软骨炎等。此病伴肿瘤发生率很高，有学者提出RS_3PE可能是一种副肿瘤综合征，出现系统性症状和体征者，如体重下降、乏力、发热，对糖皮质激素反应不佳者，临床上高度提示为肿瘤。确诊肿瘤的时间距RS_3PE的诊断时间可从数月至一年以上，已报道的实体肿瘤有前列腺癌、膀胱癌、胃癌、结肠癌、直肠癌、肝癌、胰腺癌、子宫内膜腺癌、卵巢癌等，肿瘤切除后，RS_3PE的临床症状可以完全缓解；血液系统肿瘤包括非霍奇金淋巴瘤、慢性淋巴细胞白血病和骨髓异常增生症肿瘤。

本例患者明显的系统症状，包括发热、皮疹、肝脾淋巴结增大，初始对中小剂量激素反应良好，但随后症状反复并加重。入院后我们一直在积极寻找肿瘤的证据，多次骨穿、骨髓活检、淋巴结活检及DWI和PET检查，虽最初未能证实为血液系统恶性肿瘤，但患者病情进行性加重，在临床高度怀疑血液系统恶性肿瘤下，临床加强了激素和免疫抑制剂治疗，为患者赢得了进一步检查的时间，最终经病理诊断为淋巴瘤。所以，对RS_3PE患者临床高度怀疑肿瘤者应严密随诊，积极寻找肿瘤的证据，以利于早期针对性治疗。

（郑文洁　张雪晗　张　烜）

专家点评

吴庆军医师：本例患者病初以对称性多关节炎和肢端水肿为突出表现，拟诊为RS_3PE，同时存在发热、皮疹和浅表淋巴结增大等线索提示恶性淋巴瘤的可能；随着病情快速进展，高热、血三系减低、深浅淋巴结增大和肝脾肿大更为明显，经多次淋巴结活检确诊外周T细胞型非霍奇金淋巴瘤。其诊治过程对风湿免疫科医师有两点启示：①关节痛/关节炎在恶性肿瘤患者并不少见，有时可为首发或突出表现，鉴别诊断时应考虑之。目前类风湿关节炎的诊断强调有特异性自身抗体（如抗CCP抗体等）和影像学检查提示骨关节破坏；②临床实践中未分化结缔组织病、成人斯蒂尔病、脂膜炎、血管炎等需要与恶性淋巴瘤相鉴别，尤其是缺乏特异性自身抗体时。组织病理检查是诊断的关键，得到阴性结果而临床高度怀疑时，应坚持多次活检尽可能明确诊断。正如本例，第7次淋巴结活检病理方诊断恶性淋巴瘤。

第 28 例 皮疹－多发皮下结节－肺内结节－复视

病 例 摘 要

患者男性，44 岁，因“皮疹 1 年余，全身多发肿物半年，加重伴复视半个月”于 2008 年 1 月 24 日入院。**入院情况：**患者 2006 年 4 月无明显诱因出现面部皮疹，散在红色斑丘疹，无疼痛、瘙痒，伴双眼不自主流泪，外院诊为皮炎，予得宝松 1ml 肌注，3 天后皮疹完全消退，眼部症状消失，20 天后上述症状再次发作，治疗同前。此后皮疹反复发作，均予得宝松治疗（共 10 余次）。2007 年 6 月体检胸片无明显异常（自述）。2007 年 9 月出现右前臂及右小腿后侧软组织肿物，无压痛，表面皮肤无红肿。2007 年 10 月皮疹再次复发伴稽留高热，T 38.5～39.9℃，伴干咳，无畏寒、寒战，无胸痛、咯血。发热持续半个月后自行退热。外院查血常规基本正常，丙氨酸氨基转移酶 47～105U/L；腹部 B 超示肝脾大；右前臂 B 超提示右前臂肌肉层内异常回声，性质待定；CT 示双肺多发结节影，无明显纵隔淋巴结增大；SPECT 示双肺多发、右侧臀部葡萄糖代谢略增高区。皮肤活检（10 月 24 日）提示部分表皮及真皮浅层高度水肿变性，其下有较多淋巴、单核样细胞浸润。皮下组织活检（10 月 24 日）病理可见脂肪纤维组织和神经组织，组织间见有血管扩张和淋巴细胞浸润。肺活检疑诊结核，予抗结核治疗近 1 个月后皮疹及肺部病变无好转，并出现双侧附睾结节。肺活检组织病理会诊（12 月 11 日）示肺组织高度充血、水肿伴机化及多灶片状坏死，抗酸及 PAS 未找到明确致病菌，未见明确肉芽肿形成；部分小血管壁增厚，个别小血管壁可见淋巴样细胞浸润，但未见肉芽肿形成。遂来我院免疫科门诊就诊，查抗核抗体（ANA）、抗中性粒细胞胞质抗体（ANCA）、抗可提取性核抗原（ENA）均（-），2007 年 12 月 12 日起予泼尼松 60mg qd 口服，皮疹消退，肺内结节影缩小、皮下软组织肿物无明显变化。2007 年 12 月 27 日随诊后加用复方 CTX 2 片 qd。2008 年 1 月 8 日无明显诱因出现左眼复视伴左侧耳鸣，同时逐渐出现右眼睑下垂，左上肢、左肩、左前胸壁、左髋部皮下软组织肿物，伴阵发疼痛。鼻窦 CT 提示双侧眶周额颞区软组织肿胀、左侧泪腺肿大，考虑炎性病变可能；额窦、双侧上颌窦炎。眼科会诊考虑“结节病眼部病变”。为进一步诊治而收入我科。患者发病以来，无脱发、光过敏，无口眼干、牙齿片状脱落、雷诺现象等。近半年偶尔出现鼻腔内血块样分泌物。起病以来精神可，睡眠可，大小便无异常，体重无明显变化。既往史无特殊，磺胺过敏。个人史：吸烟每日 60 支，已吸 27 年，近 3 个月每日吸烟 15 支。戒酒 4 年。婚育史及家族史无特殊。入院查体：T 36.0℃，P 90 次/分，R 15 次/分，BP 120/90mmHg，躯干及四肢皮下多发软组织肿物，大小不等、边界不清、质韧、活动度差、有压痛、表面有扩张毛细血管。左上肢、右下肢肿胀；无关节肿痛畸形。面部色素沉着；右上睑下垂、眼球运动无明显受限、左眼各方向上下复视。肝肋下 3cm，质中，无压痛。

入院诊断：多发肺内、皮下结节、复视原因待查

诊治经过：入院后反复查血常规：白细胞（2.32 ~ 5.87）$\times 10^9$/L、血红蛋白 121 ~ 141g/L、血小板（69 ~ 205）$\times 10^9$/L，尿常规正常。肝肾功能：丙氨酸氨基转移酶（ALT）271 ~ 93U/L、血钾 2.9 ~ 4.5mmol/L、血钙 2.01 ~ 2.18mmol/L、血清肌酐（Cr）57 ~ 72μmol/L。肌酸激酶（CK）788U/L、肌酸激酶同工酶 MB 质量（CK-MB-mass）

及心肌肌钙蛋白I（cTnI）正常；免疫球蛋白、红细胞沉降率（ESR）、C反应蛋白（CRP）均基本正常，免疫电泳、抗核抗体（ANA）、抗双链DNA（dsDNA）、抗可提取性核抗原（ENA）抗体、抗中性粒细胞胞质抗体（ANCA）均（－）。骨髓涂片提示（1月25日）：可见吞噬细胞噬血现象。重复骨髓涂片提示（2月1日）：大致正常骨髓象。头颅MRI示：左侧翼外肌及颞肌肿胀。胸部CT：双肺多发结节，右肺门淋巴结占位性病变不除外。腹部CT无明显异常。两次皮肤活检（1月30日、2月13日）结果未回。北医三院会诊外院活检病理及我院皮肤病理片示：皮肤非特异性炎症改变；肺非特异性坏死性肉芽肿，伴多量细胞毒性颗粒表达。双下肢深静脉彩超示：无血栓形成。入院后予甲泼尼龙80mg qd后换用琥珀酸氢化可的松400mg qd（1月27日至2月15日共20天）；1月31日、2月10日分别静推CTX 0.4g、0.2g；同时给予保肝治疗，并根据眼科、耳鼻喉及口腔科会诊意见加用相应治疗。加用上述治疗后，患者全身皮下肿物逐渐消退，复视逐渐减轻，右上睑下垂亦有好转，间断低热T 37.5℃；2月7日起再次出现面部新发皮疹，继而出现右上睑下垂明显加重，2月13日起加用CTX 0.2g qod。近日体温高峰较前升高，T 39.2℃，无明显畏寒、寒战，予乐松对症处理可退热。患者主诉夜间上腹疼痛，进食后缓解，加用华迪及法莫替丁（高舒达）后自觉症状好转。臀部皮下肿物活检（2月3日）病理回报：脂膜炎样T细胞淋巴瘤；免疫组化：CD3（＋）、CD20（－）、CD79a（－）、CD68（＋）、CD56个别（＋）、UCHL-1（＋）。后转血液科进一步治疗。

分析与讨论

病例特点为：患者为中年男性，以面部皮疹为首发症状，逐渐出现多系统受累。包括间断发热；反复出现的颜面部红斑，多发皮下软组织肿物；双侧附睾结节；肺内多发结节影；耳鼻喉受累：鼻窦炎（额窦、上颌窦炎），耳鸣，眼外肌受累（复视、眼睑下垂）；血液系统：白细胞、血小板下降，骨髓涂片可见吞噬细胞噬血现象。多种自身抗体阴性。影像学检查除了肺内多发结节影、右肺门淋巴结，还包括咀嚼肌（翼外肌及颞肌）肿胀、肝脾肿大等。入院前曾多次行组织病理学，肺活检、皮肤、皮下组织活检均可见淋巴细胞浸润。病程早期对激素治疗较敏感，颜面皮疹可完全消退，之后足量激素联合免疫抑制剂治疗下皮疹、肺内结节亦有好转，但后期出现症状反复，并出现眼外肌受累。

患者临床表现为多系统受累，组织病理中可见小血管壁增厚，部分小血管壁可见淋巴样细胞浸润，首先考虑系统性血管炎可能。因有突出的耳鼻喉受累，肺部结节，组织病理提示非特异性坏死性肉芽肿，按照1990年美国风湿病学会（ACR）Wegener肉芽肿（WG）分类标准（符合2条或2条以上可诊断）：①鼻或口腔炎症；②胸片异常（结节、固定浸润病灶或空洞）；③尿沉渣异常；④病理性肉芽肿性炎性改变。故临床曾考虑WG可能，并用激素和免疫抑制剂治疗。但本例患者亦有几点临床表现不支持WG，多发皮下软组织肿物和肝脾大等表现在Wegener肉芽肿中少见，且患者对足量激素+免疫抑制剂治疗反应不佳，同时病情持续进展下始终无肾脏受累的表现。

淋巴瘤样肉芽肿病（lymphomatoid granulomatosis，LYG）也可以出现肺及皮肤相关症状，且以肺部表现最为突出，X线显示两肺周围部分或两个多发性结节，颇似转移性癌肿，部分病例可见空洞或胸腔积液。其病理为多形细胞浸润性血管炎和血管中心性坏死性肉芽肿病，浸润细胞为小淋巴细胞、浆细胞、组织细胞及非典型淋巴细胞。本例患者病理不支持LYG，且LYG

很少侵犯上呼吸道。

本例患者多次肺活检，皮肤、皮下组织活检均可见淋巴细胞浸润，有肝脾肿大，噬血细胞现象，病程早期对激素治疗较敏感，之后足量激素联合免疫抑制剂治疗无效，提示应警惕淋巴瘤。后经臀部皮下肿物活检证实为脂膜炎样 T 细胞淋巴瘤。

皮下脂膜炎样 T 细胞淋巴瘤（subcutaneous panniculitis-like T cell lymphoma，SPTCL）是一种罕见的皮肤淋巴瘤，来源于细胞毒 T 细胞，临床主要表现为非特异性皮下结节。1991 年被鉴定为一个新的临床病理类型，1994 年由国际淋巴瘤协作组（REA 分类）正式命名，2000 年 WHO 新分类将其纳入外周 T 细胞和自然杀伤细胞肿瘤中。**SPTCL 占所有非霍奇金淋巴瘤 1% 以下，国内仅有 10 余例的个案报道**。临床多以非特异性皮下结节为主要表现，皮下结节可以发生在任何部位的皮肤，但多见于四肢，较少累及躯干，也有报道皮肤溃疡为首发症状。个别病例以颜面部肿胀、疼痛性皮肤结节、肝功能异常等为主要症状，伴有浅表淋巴结增大者少见。随病情加重，患者可出现发热、消瘦、肝脾肿大，近 50% 的病例伴有噬血细胞综合征（HPS）。HPS 的表现为患者出现贫血，粒细胞减少，血小板减少或全血细胞减少，持续高热，肝脾肿大、淋巴结增大、皮疹、中枢神经系统症状等，血三酰甘油升高，纤维蛋白原降低，血清铁蛋白增高为其特征性表现，可伴有转氨酶、胆红素增高、低蛋白血症和低钠血症。病情进展迅猛，预后极差。可能系恶性肿瘤细胞产生的一种淋巴因子——吞噬诱导因子激活了巨噬细胞，导致骨髓、肝脾和淋巴结的非肿瘤性巨噬细胞吞噬血细胞。病理诊断是确诊 SPTCL 的金标准。

SPTCL 的病变原发于皮下脂肪组织，可呈叶性或弥漫性脂膜炎样，其浸润的淋巴样细胞有异形性，形态类似多形性 T 细胞淋巴瘤之瘤细胞，细胞可为小、中、大细胞，肿瘤内有多少

不等的组织细胞，它们可吞噬红细胞和核碎屑（豆袋细胞）。部分病例可见组织坏死、上皮样细胞肉芽肿、多核巨细胞、瘤细胞浸润小血管壁。

SPTCL是一种高侵袭性肿瘤，大多数自然病程短，病情进展迅速，预后差，数月内死亡。患者若伴发HPS，则病情往往急转直下，在短期内死亡。至今为止，国内报道的病例中多在5天至6个月死亡，少数病例可达到6个月至3年。死亡原因主要为：急性呼吸窘迫综合征、感染性休克、肺部感染、脑出血、弥散性血管内凝血和休克。

（郑文洁　张　烜）

专家点评

吴庆军医师：本例是一例罕少见的皮肤淋巴瘤，即皮下脂膜炎样T细胞瘤巴瘤（SPTCL）。SPTCL的临床表现和病理特点如文中所述，临床上有多系统受累，病理上可见到血管炎（继发性血管炎），需要与原发性系统性血管炎鉴别。抗感染治疗无效的发热、肝脾淋巴结增大；血清非特异性炎症指标（如白细胞、血沉、C反应蛋白等）增高不明显；大剂量糖皮质激素联合免疫抑制剂治疗初始有效，随病情发展效果越来越差；应用免疫抑制剂后易出现血白细胞减少；上述均提示恶性淋巴瘤。

第 29 例　发热 - 多发皮下结节 - 双肺结节

病例摘要

患者女性，27 岁。因“发热、反复皮下结节 9 个月，咳嗽咳痰 1 周”，于 2008 年 7 月 10 日入院。

患者 2007 年 10 月无明显诱因出现左大腿内侧皮下结节，疼痛明显，皮温、皮色正常，初为黄豆大小，逐渐增至手掌大小。此后右大腿外侧亦出现类似结节，表面皮肤发红。2007 年 12 月出现发热，最高达 40℃，伴畏寒，无寒战，就诊于上海瑞金医院，查血、尿常规正常，红细胞沉降率（erythrocyte sedimentation rate，ESR）24mm/第 1 小时，自身抗体均阴性；皮肤活检：脂膜炎（小叶型）。予甲泼尼龙 40mg/d 静脉滴注、1 周后改为泼尼松 40mg/d 治疗，下肢结节明显消退，体温恢复正常。2008 年 2 月激素规律减量至 20mg/d 时再次出现发热，体温最高 39 ~ 40℃，左足趾出现数个痛性黄豆大小皮下结节。外院查血白细胞（WBC）1.8×10^9/L，血红蛋白（Hb）107g/L，血小板（PLT）181×10^9/L；ESR 24 ~ 62mm/第 1 小时；谷氨酸氨基转氨酶（ALT）111U/L，天门冬氨酸氨基转移酶（AST）140U/L，乳酸脱氢酶（LDH）1192U/L，纤维蛋白原（Fibg）0.5g/L；多次骨髓涂片：噬血细胞占 1%。考虑“脂膜炎继发噬血细胞综合征”，予甲泼尼龙 80mg/d 静脉滴注 20d，后改为泼尼松 50mg/d 口服，同时予静脉人免疫球蛋白（intravenous immunoglobulin，IVIG）、血浆支持，体温、白细胞先后恢复正常。2月29日起加依那西普（etanercept）25mg每周2次，1个月后减至12.5mg每周2次。2008年5月泼尼松规律减量至20mg/d时再次高热，伴四肢和躯干部斑疹，未见皮下结节。复查血白细胞再次下降至$1.1\times10^9/L$，骨髓涂片可见噬血组织细胞。予甲泼尼龙80mg/d、IVIG及血浆治疗效果不佳，6月5日加用环孢素A（ciclosporin A，CsA）150mg/d，6月16、30日各用英夫利昔单抗（infliximab）200mg治疗，血常规恢复正常，体温正常。2008年7月1日再次发热，体温高达40℃，伴头痛，觉醒障碍、情绪异常，头面部、腰部、四肢伸侧多发皮下痛性结节（图29-1），间断咳嗽、咳暗红色黏痰。外院查半乳甘露聚糖（galactomannan，GM）试验（+）；胸片示双肺多发结节，头颅MRI未见明确异常。患者发病以来无关节肿痛、脱发、反复口腔溃疡。既往史、个人史、家族史无特殊。

体格检查：心率82次/分，血压130/70mmHg，Cushing貌，神志清楚，查体合作。右颞侧、耳前、腰部、四肢伸侧散在皮下结节，直径3～50mm不等，有触痛，局部皮肤呈紫红色。双肺未及明显干湿啰音，心律整齐，未及心脏杂音，腹软，肝脾未及，双下肢不肿。

入院诊断：发热、皮下结节、肺部结节待查

诊治经过：入院后血常规示：白细胞$6.51\times10^9/L$，血红蛋白115g/L，血小板$218\times10^9/L$；尿常规、肝肾功能及出凝血功能正常。补体：CH50 63.90U/ml，免疫球蛋白IgG 22.3g/L，余正常。自身抗体、抗核抗体（ANA）、抗双链DNA抗体、抗可提取性核抗原抗体（ENA）、抗中性粒细胞胞质抗体（ANCA）均阴性。骨髓涂片：反应性粒系增生。外院皮下结节病理经我院会诊：脂膜炎（小叶型）。胸部CT示双肺多发结节影（图29-2）。痰真菌涂片：可见酵母样孢子及假菌丝。痰真菌培养烟曲霉菌，

痰抗酸染色阴性；CT引导下经皮肺穿刺活检真菌培养为烟曲霉菌，对两性霉素B及伏立康唑敏感。肺组织细菌培养、抗酸染色均阴性。肺穿刺病理：少许肺组织显重度急性炎伴炎性坏死。诊断为肺部侵袭性曲霉菌病，7～14d加用伏立康唑200mg、2次/天，并停用环孢菌素，激素逐渐减量，复查胸部CT见双肺多发斑片结节影较前明显吸收，患者体温一度降至正常。后再次发热，38.3～38.7℃，经抗感染治疗效果不佳，考虑发热与原发病有关，激素改为甲泼尼龙（美卓乐）20mg、2次/天后体温降至正常。皮下结节病理：（皮下）脂膜炎样T细胞淋巴瘤，免疫组化：CD3（++）、CD5（+），CD8、CD20、CD68（－）（图29-3）。转入本院血液内科治疗原发病，规律化疗8个疗程，病情稳定，无新发皮下结节。血常规示：白细胞2.56×10^{9}/L，血红蛋白117g/L，血小板212×10^{9}/L，准备行骨髓移植术。

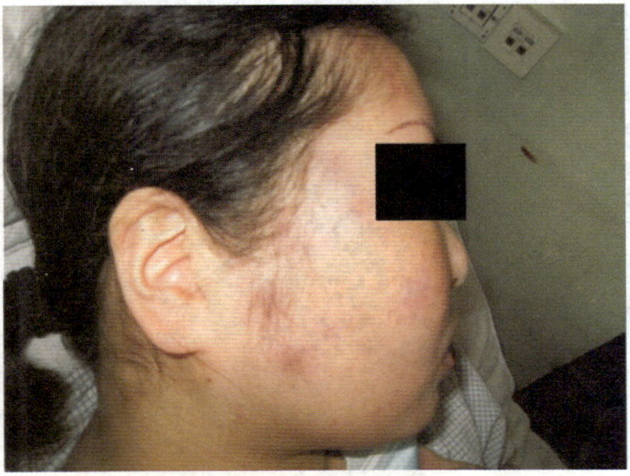

图29-1　患者头面部皮下痛性结节

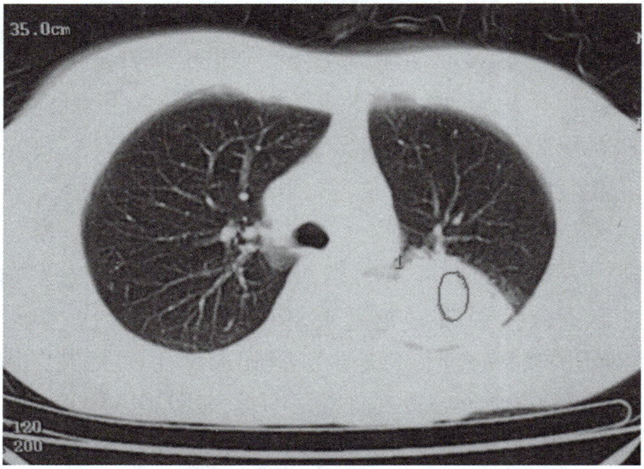

图 29-2　胸部 CT 示肺内结节影

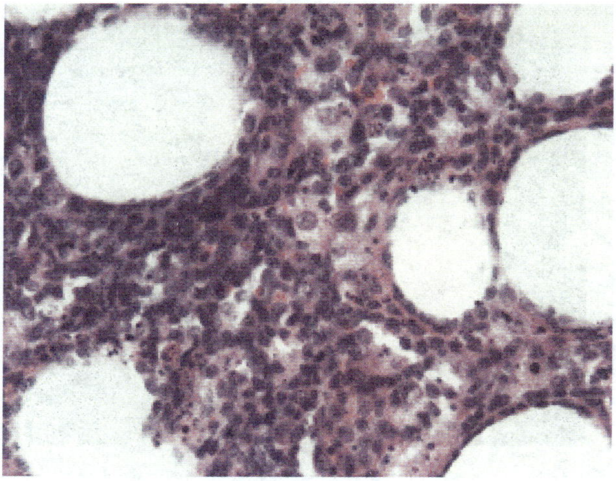

图 29-3　皮下结节病理示大量异形淋巴细胞浸润，可见核碎裂及细胞吞噬现象（HE ×200）

分析与讨论

青年女性，以发热、皮下结节为主要表现，初次病理提示小叶型脂膜炎。脂膜即皮下脂肪层，原发于脂肪的炎症称脂膜炎。病理组织学上可分为4类：间隔型、小叶型、混合型及脂膜炎伴血管炎。小叶型脂膜炎又分为很多种：特发性结节性脂膜炎（Weber-Christian）、组织细胞吞噬细胞性脂膜炎（包括脂膜炎样T细胞淋巴瘤）、物理性（寒冷、外伤、化学物质）新生儿脂膜炎，激素使用后脂膜炎、系统性疾病引起的脂膜炎（胰腺疾病、深部狼疮、结节病、肾衰、淋巴瘤、白血病）及α_1-抗胰蛋白酶缺乏。特发性结节性脂膜炎的皮下结节好发部位为臀部和下肢，经数周或数月后结节自行消退，消退处局部皮肤凹陷并有色素沉着，结节反复发作，时有发热，热型不定。临床上可伴有广泛的内脏损害。在急性炎症期或有高热等情况下，糖皮质激素如泼尼松60～80mg/d和非类固醇抗炎药有明显效果。组织细胞吞噬细胞性脂膜炎曾被划为特发性结节性脂膜炎，二者的临床特点相同，只是前者在病理上尚有组织细胞及吞噬细胞增生。患者临床伴反复发热，对激素反应好，故可能为特发性结节性脂膜炎或组织细胞吞噬细胞性脂膜炎。

在激素治疗后，患者症状一度好转，但再次发热，新发皮下结节，并出现噬血现象。噬血细胞综合征（hemophagocytic syndrome，HPS）是一组以巨噬细胞非恶性增生伴噬血细胞增多为特征的疾病。成人中出现的HPS常继发于感染、肿瘤、自身免疫病等。研究表明，高度活化的淋巴细胞和巨噬细胞产生的炎性细胞因子如TNF-α、IL-1、IL-6、IFN-γ的大量释放，是造成其各种病理性损害、产生各种临床症状的主要原因；同时，穿孔素蛋白的表达下降及NK细胞的功能改变在HPS发病中也起着重要作用。继发性HPS的诊断目前主要参照2004年修订版的诊断标准。以下指标8条中符合5条即可考虑诊断HPS：①发热：持续>7天，体温>38.5℃；②脾大；③血细胞减少（累及外周血两系或三系），血红蛋白<90g/L，血小板<100×10^9/L，中性粒细胞<1.0×10^9/L，且非骨髓造血功能减低所致；④高三酰甘油血症和/或低纤维蛋白原血症：三酰甘油>3mmol/L，纤维蛋白原≤1.5g/L；⑤骨髓、脾脏或淋巴结中发现噬血现象而无恶变证据；⑥NK细胞活性降低或消失；⑦铁蛋白≥500μg/L；⑧sCD25（可溶性白介素2受体sIL-2r）≥2400U/ml。噬血细胞的比例与不同疾病的严重程度相关，且随疾病时期及取材部位不同有所变化，所以并不宜将严格的比例作为疾病诊断的必备条件。本例患者病程中出现发热、外周二系血细胞减少、低纤维蛋白原血症和多次骨髓检查提示噬血细胞现象，符合继发性HPS的诊断。激素、环孢素A、依托泊苷（VP-16）的联合应用是国际组织细胞协会制订HPS的治疗方案的主要方法。由于TNF-α在HPS发病中的作用，为患者使用TNF-α抑制剂提供了理论基础。依那西普作为可溶性TNF-α结合蛋白，近年来有报导HPS对其反应良好。

患者经过大剂量激素、免疫抑制剂的治疗后，症状再度好转，但不久即反复，出现大量新发皮下结节和肺内结节，GM试验（+），提示结节与以往不同。是原发病进展还是强免疫抑制状态下继发严重感染，皮肤结节病理检查及肺部结节的定性十分必要。患者痰培养及肺活检组织培养均为曲霉菌，再加上GM试验阳性，故侵袭性肺曲霉菌病诊断明确。侵袭性肺曲霉病（IPA）常见于有细胞免疫功能异常的病毒性疾病、血液病及恶性肿瘤等基础疾患，长期应用抗生素、皮质激素、营养不良、器官移植、中性粒细胞减少和功能降低的患者。确诊金标准是肺组织活检发现分支的尖锐菌丝，同一标本培养有曲霉菌生长。但这种创伤性诊断技术的应用往往受到患者病情的限制。当有相应临床表现（症状、体征和影像学特征）和宿主因素，但无病原学依据时，可拟诊曲霉菌感染。另外，非培养替代指标［半乳甘露聚糖（GM）试验及1,3-β-D-葡聚糖（G）试验］检测阳性有助于诊断。治疗成功的关键在于早期诊断，尽早应用抗真菌药物，纠正免疫缺陷状态。目前，美国感染病学会临床实用指南推荐伏立康唑为用于侵袭性肺曲霉菌病首先治疗，两性霉素B为备选药物。补救治疗包括伊曲康唑、卡泊芬净、米卡芬净。同时，由于缺乏临床资料，不推荐常规初始联合用药。

患者治疗上一方面使用伏立康唑抗感染，另一方面尽量减少免疫抑制药物用量，这时再度发热，提示原发病控制不够。新发的头面部皮下结节不是脂膜炎的好发部位，另外对激素、免疫抑制剂的治疗反应差，都是临床的疑点。病理依然是确诊的金标准。在患者的病理切片（图29-2）中见到大量异形淋巴细胞浸润，并有核碎裂现象，免疫组化提示T细胞特异的CD3阳性，NK细胞特异的CD5阳性，而B细胞特异的CD20、CD68阴性，确诊为脂膜炎样T细胞淋巴瘤（subcutaneous panniculitis-like T cell lymphoma，SPTCL）。

SPTCL是一种罕见的皮肤淋巴瘤，来源于细胞毒T细胞，属于外周T细胞和自然杀伤细胞肿瘤，临床主要表现为非特异性皮下结节，还可表现皮肤溃疡、发热、内脏肿大，严重者伴噬血综合征（HPS）。最近欧洲癌症研究与治疗组织（EORTC）在Blood杂志上发表了对SPTCL的研究进展，通过对83例SPTCL病例的回顾，建议将具有α/β T细胞表型和γ/δ T细胞表型的肿瘤分为不同类型，后者因更接近NK细胞肿瘤的生物学行为，容易合并HPS，对化疗的反应极差，5年生存率仅11%。本例患者虽然没有进行T细胞受体检测，但是从CD5（+）、CD8（-），且反复出现噬血综合征来看，γ/δ T细胞表型可能大，预后差。

虽然发病早期病理形态学支持脂膜炎的诊断，但经过疾病进展，最终病理检查结果证实为脂膜炎样T细胞淋巴瘤。以往也有研究认为伴细胞吞噬现象的脂膜炎可能是淋巴瘤的前期表现。这些结果提示我们，是否一部分难治或不典型的脂膜炎属于淋巴瘤的前期，从炎症状态下淋巴细胞的多克隆良性增殖到肿瘤状态的淋巴细胞单克隆恶性增殖可能只有一步之遥。从此例中我们可以总结出两点：对于临床难治型脂膜炎密切随访，必要时多次重复病理检查，明确诊断；另外在不典型部位出现的脂膜炎样结节需要警惕皮肤型淋巴瘤的可能。

（冯云路　郑文洁　王凤丹　陈　华）

专家点评

吴庆军医师：本例又是一例SPTCL，有典型临床表现（皮下结节和噬血细胞综合征）和病理改变。主管医师通过详细分析诊治经过，不但及时诊断和成功治疗了肺部严重并发症——侵袭性肺曲霉菌病，而且很快确诊了原发病，为改善患者预后创造了条件。需要指出的是：抗肿瘤坏死因子制剂的应用大大提高了类风湿关节炎和血清阴性脊柱关节炎的治疗效果，但临床诊断不明确，尤其是感染和恶性肿瘤不能除外时，应慎用。

第30例　耳痛、听力下降 - 鼻塞鼻出血 - 血肌酐升高 - 便血

病例摘要

患者女性，44岁，因"耳痛、听力下降16个月，鼻塞、鼻出血12个月，血肌酐升高半月，便血4天"，于2007年12月20日入住北京协和医院风湿免疫科。

患者2006年8月起出现左耳胀痛，左耳听力下降。10月受凉后出现咳嗽、流涕，伴乏力、食欲下降，间断低热，偶有左膝关节疼痛。11月右下肢胫前出现黄豆大小血疱并逐渐增大，伴局部疼痛、渗液，局部处理1个月后愈。12月起出现鼻塞、间断鼻出血，双眼发红。当地医院胸部CT示"肺部阴影"（患者口述），考虑"肺结核"，给予异烟肼、利福平、吡嗪酰胺抗结核共9个月，体温正常，2007年3月复查胸部CT示"斑片影消失"。此后仍鼻塞、间断鼻出血。2007年11月再次于右下肢胫前及左足第二趾内侧出现痛性血疱伴局部坏死、脓血性渗出。外院查血常规正常，尿常规红细胞200/μl，蛋白3g/L，24小时尿蛋白2.3g，自身抗体（-）；考虑"变应性血管炎"，予雷公藤多苷20mg，3次/天。2007年11月29日行鼻内镜下鼻腔探查、上颌窦根治、病变去除术，手术标本病理回报：慢性炎伴活动，有炎性肉芽组织形成，并见嗜酸性粒细胞浸润。查抗中性粒细胞胞质抗体 - 间接免疫荧光法ANCA-IIF（+）C 1∶160，抗蛋白酶3 180RU/ml；抗核抗体ANA（-）；血红细胞沉降率

ESR 98mm/第1小时，免疫球蛋白E正常，考虑ANCA相关性血管炎，予泼尼松30mg每日1次，后改为地塞米松15mg每日1次，并先后予静脉环磷酰胺（CTX）0.2g及0.4g两次。2007年12月4日起出现恶心、呕吐，腹泻水样便，伴双踝部绿豆大小淤点。查便潜血（OB)(+)。监测血红蛋白由111g/L降至97g/L，予抑酸等治疗。此后间断复查便OB均（+)。期间监测血肌酐(Cr)、尿素氮（BUN）逐渐上升，Cr由98μmol/L升至286μmol/L。12月17日患者突然排暗红色鲜血便几次，转我院急诊，查BP 98/63mmHg，Hb最低降至69g/L，予输血、止血、补液治疗及甲泼尼龙40mg每日2次，CTX 0.2g隔日1次共2次，大便颜色逐渐转为黄色，12月20日行胃镜：慢性浅表性胃炎，胃黏膜苍白。同时患者尿量逐渐减少（24小时尿量<500ml)，监测Cr仍进行性升高。**既往史**：2003年诊断为糖尿病，胰岛素控制血糖，使用激素后血糖控制欠佳。

入院体格检查：体温36.2℃，脉搏76次/分，呼吸18次/分，血压140/100mmHg，左足第二趾局部皮肤破溃结痂，右足内踝可见数个米粒至绿豆大小陈旧淤点。结膜苍白，双肺呼吸音清，心律齐，心尖部闻及2级柔和吹风样收缩期杂音。腹部无压痛、反跳痛，肝、脾肋下未及。肠鸣音正常。双下肢无明显水肿。

入院后查血常规：白细胞7.47×10^9/L，血红蛋白79g/L，血小板PLT 204×10^9/L；肝肾功能：白蛋白ALB 26g/L，钾K 4.2μmol/L，钠Na 147mmol/L，Cr 700μmol/L，BUN 25.63mmol/L；凝血酶原时间（PT)、激活的部分凝血活酶时间（APTT）正常；尿常规：蛋白1.0g/L，红细胞200/μl；C反应蛋白（CRP）20mg/L，红细胞沉降率（ESR）28mm/第1小时；胸部CT：右肺上叶部分膨胀不全，右上叶支气管前段闭塞，左肺下叶条索影及胸膜下多发小结节影，双侧胸腔积液；B超：双肾大小正常，结构清，肾盂无扩张。12 月 21 日起行血液透析，同时予甲泼尼龙冲击（1g/d × 3d），继以甲泼尼龙 40mg/d；并予 CTX 200mg 静脉注射 ×3 次。2007 年 12 月 28 日及 2008 年 1 月 1 日两次大量便血，血红蛋白最低至 61g/L，予思他宁泵入、输血、止血、补液等治疗。1 月 4 日行结肠镜检查，镜下全结肠黏膜除水肿外未见异常，未见溃疡、出血点等。期间监测尿量逐渐增多至 1000ml（24 小时）以上，1 月 1 日后未再透析，监测 Cr 逐渐下降。1 月 9 日再次便血，腹盆腔增强 CT 示末段回肠明显强化，动脉分支迂曲增多；腹盆腔积液（图 30-1）。1 月 10 日便血近 2000ml，BP 最低 70/40mmHg，血红蛋白最低至 38g/L，

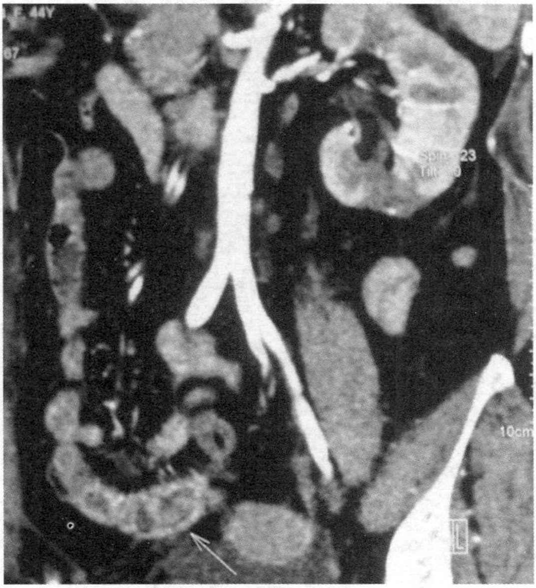

图 30-1 腹盆腔增强 CT（1 月 9 日）：末段回肠明显强化，动脉分支迂曲增多；腹盆腔积液

急诊行肠系膜上动脉造影：盲－回肠动脉或回结肠动脉分支可见造影剂外溢及异常粗大引流静脉（图30-2）。成功行超选择性出血动脉分支栓塞术。1月13日解稀水样便20余次，伴里急后重，便常规OB（+），WBC 10～20个/HP，RBC 20～30个/HP。加用利复星、肠道益生菌。1月15日再次排血水便500ml，肠系膜上下动脉及腹腔干造影均未见活动性出血。1月17日再次便血1200ml，血管造影见回肠末端原出血部位造影剂外溢，可见回肠动脉小分支渗血。考虑栓塞后吻合侧支循环形成，动脉分支出血，再次成功栓塞。术后剑突下剧烈疼痛，发热38.4℃，解黄

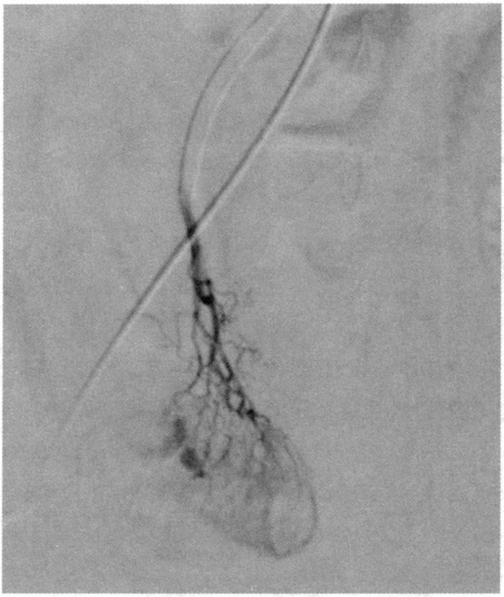

图30-2 肠系膜上动脉造影（1月10日）：盲－回肠动脉或回结肠动脉分支可见造影剂外溢及异常粗大引流静脉

色稀便4次/日，查体剑突下及右下腹轻压痛，无反跳痛、肌紧张，肠鸣音微弱。便常规（-），潜血（+），胰功能正常。加用舒普深、甲硝唑后体温降至正常，肠鸣音恢复。1月21日复查c-ANCA（+）1∶20，PR3 75RU/ml，ESR正常，24小时尿蛋白3.49g，Cr稳定在250μmol/L。1月26日无诱因突发寒战，测体温37.8℃，查体全腹无压痛、反跳痛、肌紧张，肠鸣音极弱；查血常规WBC 2.94 × 10^9/L，Hb 80g/L，PLT 16 × 10^9/L；APTT、PT、纤维蛋白酶C（FbgC）、D-Dimer基本正常。先后输血小板5U及浓缩红细胞和血浆，并予长春新碱VCR 1~2g/d，血小板仍在10 × 10^9/L以下。抽血培养，11h报警：ESBL（+）大肠杆菌、屎肠球菌，抗生素换用特治星。此后患者出现气促、喘憋、尿少，胸片见右侧透光度减低。予利尿，抗生素换用美平。1月29日复查WBC 2.63 × 10^9/L，Hb 72g/L，PLT 4 × 10^9/L，Cr 340mmol/L。动脉血气：pH 7.165，PaO_2 82.7mmHg；胸片示肺水肿；腹穿见橙红色浑浊腹腔积液，常规：细胞总数26.72 × 10^9/L，WBC 8.64 × 10^9/L，多核细胞占95%，黎氏试验（+）；生化：总蛋白TP 24g/L，ALB 16g/L，氯化物Cl 104mmol/L，葡萄糖GLU 17.4mmol/L；涂片：偶见G^+、G^-杆菌。骨髓涂片回报：分叶核粒细胞比例增高，全片3个巨核细胞，裸巨核细胞2个，幼巨核细胞1个，血小板少见，可见吞噬血细胞现象。1月29日下午起患者血压逐渐下降，动脉血气示pH进一步下降，快速补液、纠酸、升压等均无效，生命体征进一步恶化，于1月30日10am呼吸心跳停止，临床死亡。

最终诊断：韦格纳肉芽肿

急性下消化道大出血

超选择性出血动脉分支栓塞术后

腹腔感染

败血症

继发性噬血细胞综合征可能性大
急性肾功能衰竭
左上肺前段不张
多器官功能衰竭

分析与讨论

本例为中年女性，病史1年余，临床多系统受累明确，耳：耳痛、听力下降；鼻：鼻塞、血性分泌物；眼：反复眼部充血性改变；皮肤：反复皮损、血疱形成；肾：蛋白尿、血尿，急性肾功能衰竭；消化道：急性下消化道出血。实验室检查提示ESR、CRP升高，cANCA高效价阳性，其他自身抗体（-）。因此患者诊断原发性系统性血管炎明确，为ANCA相关性小血管炎。因患者ENT症状突出，肾脏有肾病综合征、急性肾功能衰竭表现，cANCA（+），鼻活检提示有炎性肉芽肿形成，因此考虑韦格纳肉芽肿（WG）诊断明确。结合患者急性肾功能衰竭、近期有下消化道出血，ESR、CRP升高，ANCA高效价阳性，考虑病情活动。

WG是以毛细血管、微小动静脉受累为主的全身性坏死性肉芽肿性血管炎，最典型的受累部位包括上呼吸道、下呼吸道以及肾脏受累，其他可累及眼睛、皮肤、神经系统等部位，而消化道受累罕见，且一旦出现，病情重，治疗困难，预后差。1987～2007年20年间北京协和医院收治的所有ANCA相关性血管炎合并消化道出血病例共有8例，其中以WG合并消化道出血最常见，占4例（50%）；在这些血管炎中，消化道出血均出现在疾病的早期，最晚发生在发病21个月内。本例患者则出现在发病

16个月时。该患者通过血管造影明确出血部位在回肠远端，这和文献提示的系统性血管炎出现消化道出血的最常见部位是远端小肠，其次是近端小肠相符合。肠道活检在血管炎合并消化道出血的诊断中的意义有限，且只有深取的肠黏膜标本阳性率才较高。

消化道出血者合并肾脏受累常见，但是弥漫性肺泡出血、急性肾功能衰竭、皮肤损害等症状无明显相关性。但是合并消化道出血者往往存在炎性指标如ESR、CRP明显升高，ANCA阳性，提示消化道出血是病情活动的表现之一。且出现消化道出血者往往在短时间内死亡，提示消化道出血也可作为中提示WG预后差的一个因素。

由于WG患者出现急性消化道出血可提示病情活动且预后不良，那么治疗上，是否应该进行大剂量激素冲击以及加强免疫抑制剂治疗呢？我院以往8例病例的治疗和预后显示，大剂量激素冲击并未取得预期的效果，但是否会增加死亡率这点也无法分析。在本例患者中，出现消化道出血的同时还存在肾病综合征、急性肾功能衰竭，大剂量激素冲击至少对于肾脏病变起到了很好的作用，使得Cr逐渐下降并稳定，从而为消化道出血的诊治提供了一定条件，因此我们认为当时采取大剂量激素冲击治疗是必需的，但是它对于消化道出血是否有效果，甚至导致或加重其反复出血，这点目前已经无法判断。事实上，回顾性分析该病例，我们认为该患者反复的消化道出血除了原发病方面，也不能除外局部存在血管畸形以及激素副作用的因素。我院以往诊治经验也提示，加强免疫抑制剂治疗是必需的，推荐首选环磷酰胺，血浆置换和美罗华等也可以考虑。本例患者也采取了积极的静脉环磷酰胺治疗。从复查的炎性指标（ESR、CRP）及ANCA看，这些指标在治疗后都明显下降。

然而即便如此，患者的消化道出血仍然非常顽固，出血量很大，多次出现生命体征不平稳，在血管造影明确出血部位后，于 1 月 10 日第一次行回肠动脉分支的超选择性出血动脉分支栓塞术；1 月 17 日再次便血 1200ml，急诊行血管造影见回肠末端原出血部位造影剂外溢，可见回肠动脉小分支参与出血，考虑栓塞后吻合侧支循环形成，动脉分支出血，再次成功栓塞。血管造影及栓塞技术通常用于出血量较大的消化道出血的治疗，它通过介入的方法明确出血部位，并对“犯罪血管”进行选择性栓塞以止血，一般在胃、十二指肠出血的治疗中常用，由于这些部位的血管侧支吻合比较丰富，出血血管栓塞后可很快形成有效的侧支循环，一般情况下栓塞的并发症如缺血、梗死或坏疽的发生率很低；但是小肠、结肠，尤其是左半结肠供血动脉间侧支吻合少，出现肠管缺血的可能性就较大，尤其是二次栓塞后风险就更大。本例患者一次栓塞将回肠动脉的分支选择性栓塞后，如再次栓塞复发出血的动脉分支，栓塞后很可能出现肠管缺血、坏死、穿孔等并发症，对此，介入科在术前已进行了充分的风险评估，但由于患者本身有血管炎、糖尿病、肾功能衰竭等基础病，行外科手术同样存在手术伤口不愈合、术后出现肠瘘、腹腔感染等风险，最后仍选择行二次栓塞治疗。因此再次强调，对此类患者，行栓塞术前应严格把握其适应证，评估手术风险，术后应该严密监测其症状、体征变化，警惕出现栓塞治疗后并发症。

不幸的是该患者最后仍出现了肠穿孔、腹腔感染等严重并发症，并最终因感染性休克、多脏器功能衰竭而死亡。回顾该患者的临床发展过程，却发现临床上缺乏肠穿孔、腹膜炎的症状和体征是该患者的一个重要特点，这也是导致患者无法及时行手术治疗及强有力的抗感染治疗的主要原因，考虑由于患者原发病为系统性血管炎，经过大量激素、免疫抑制剂的治疗，且经过反复的消化道大出血，患者一般情况很差，因此栓塞治疗后虽然存在慢性的肠道缺血、细菌移位、肠穿孔，但临床上却迟迟没有出现明显高热、寒战等感染的表现，且腹部体征除了肠鸣音稍减弱以外始终没有明确的腹膜刺激征，直到感染严重，继发败血症、噬血细胞综合征，腹腔穿刺阳性之后肠穿孔、腹腔感染的诊断才明确，患者也因此失去了手术机会。

本例患者韦格纳肉芽肿诊断明确，我们介绍该病例，目的在于希望临床医师能够体会并认识到以下几点：①突出的消化道受累在血管炎中罕见；②累及消化道者往往病情凶险，进展快，预后差，临床医师需要积极合理的处理；③治疗上，除了激素、免疫抑制剂等全身治疗尚无定论外，局部的处理也很困难；④血管栓塞治疗在急性大量消化道出血中的应用越来越常见，但是对其并发症的认识仍需进一步加强，临床医师应该高度重视手术适应证的把握以及术后并发症的观察；⑤此类患者出现肠穿孔、腹膜炎等并发症时可以很隐匿，全身及腹部症状、体征可以很不明显，临床医师对此应随时保持高度警惕，以尽量改善预后。

（王汉萍　郑文洁　高　卉　张　烜）

专家点评

苏金梅医师：这是一例危重的韦格纳肉芽肿患者，除肺部、肾脏受累外，还出现了少见的消化道受累。出现消化道出血是预后不良的一个因素，一方面肉芽肿性病变累及到了消化道，提示病变范围广，另一方面出现消化道出血对于韦格纳肉芽肿的治疗增加了难度。本例患者表现尤为突出，一方面肾功能恶化、消化道出血，病情高度活动，需大剂量激素、免疫抑制剂治疗，而另一方面消化道血管炎加上激素使用后的黏膜病变导致消化道出血难以控制。

本例患者在治疗上非常矛盾，提示我们风湿科医师对于此类危重病例：①以加强免疫抑制剂治疗为主；②选择血液透析及血浆置换等替代治疗，对于控制原发病有积极作用；③对于危重病例更加严密地监控可能出现的感染等并发症，往往并发症的治疗决定了预后。

第31例 高血压-弥漫性肺泡出血、蛋白尿

病例摘要

患者男性，33岁，因“咳嗽3个月，胸闷、气短2个月，咯血20天”于2007年4月3日入院。患者于2007年1月无明显诱因出现刺激性干咳，予以青霉素、左氧氟沙星静脉输液治疗10天后咳嗽无好转，并逐渐出现活动后胸闷、气短，外院查尿常规：蛋白PRO（++）~（+++），红细胞BLD+；胸部CT（2月6日）“双肺片状渗出影，双下肺磨玻璃样改变”；诊为“肺炎”，予以青霉素、头孢吡肟抗感染及倍他米松2支qd，治疗后患者咳嗽无缓解，胸闷憋气好转，复查双肺片影部分吸收后出院。1周后（3月12日）患者再次出现胸闷憋气，咳嗽剧烈不能平卧入睡，平地步行数步觉气短，双下肢可凹性水肿，外院查SaO_2 84.2%；血常规：白细胞$27.29\times10^9/L$，血红蛋白、血小板正常；尿常规：蛋白PRO（++++）；血肌酐Cr 143μmol/L；抗核抗体（ANA）、抗dsDNA、抗可提取性核抗原（ENA）（-）；24小时尿蛋白定量1.65g；考虑“肺间质病变，系统性血管炎?”，3月19日患者端坐位持续咳鲜红色血痰，每天100~150ml，多可达300~400ml，无拉丝及特殊气味，无发热、胸痛。3月20日予以甲基泼尼龙500mg×3天冲击治疗，3月24日予以CTX 0.6g×2次治疗，患者咳嗽、咯血、憋气缓解不明显，以“弥漫性肺泡出血?”入我院。**既往史：**1998年头晕发现高血压，逐渐上升，最高SP:

200mmHg，DP 不明，未监测控制。

入院体检： BP 160/120mmHg，T 36.7℃，R 21 次/分，P 120 次/分，BMI 30.4kg/m^2，体型肥胖，双下肺细湿啰音，心腹（-），双下肢凹陷性水肿。**实验室检查：** 血气 pH 7.441，PO_2 53.5mmHg，PCO_2 36.0mmHg；血常规：白细胞 24.89×10^9/L；尿常规：蛋白 1.0≥3.0g/L，ERY 80ery/μl，尿沉渣 RBC 正常形态95%；24 小时尿蛋白定量 1.2～1.55g；肝肾功能：ALT 67U/L，ALB 26g/L，Cr 128μmol/L；心肌酶（-）；补体 CH50 55.8U/ml，C3 121mg/dl，C4 32.8mg/dl；ESR、CRP 正常；抗 ENA、ANA、抗 dsDNA、LA、ANCA 均阴性；抗 GBM 抗体（-）；多次痰涂片+培养（-）；骨髓涂片及骨髓活检大致正常。胸部 HRCT（4 月 4 日）双肺散在团片状渗出影；肾图（4 月 18 日）：GFR 35.4ml/min，左肾 17.7ml/min，右肾 17.7ml/min。双肾血流灌注及功能较差。**高血压相关检查：** 双肾上腺 B 超未见异常。双肾血管彩超：双肾动脉未见明显异常。眼底检查：A/V=1/2，未见视网膜出血及渗出。双眼屈光不正。卧立位试验：继发性醛固酮增多症。

治疗方面： 3 月 29 日入院后予以甲泼尼龙 40mg bid、头孢他啶及利尿等治疗，患者间断咳暗红色血痰，4 月 4 日行支气管镜右侧支气管灌洗见淡红色血性液体，未见脓性分泌物，镜下支气管黏膜大致正常；毛刷、BALF 细菌、真菌、抗酸涂片（-）；当日患者突发端坐位咳淡红色血痰，血气提示Ⅰ型呼吸衰竭，经右颈内静脉粗测中心静脉压小于 10cmH_2O，床旁超声心动图示左室轻度增大，左室收缩功能重度减低，EF 25%～30%，升主动脉增宽，未见明显心包积液。考虑弥漫性心肌受损。予以降压、利尿、扩管治疗后，患者症状无明显缓解，考虑肺泡出血可能，同时存在心功能不全。予以全血浆置换（入 2600ml，出 3150ml），1 小时后患者胸闷、憋气、咯血症状明显缓解，后予以甲泼尼龙1.0g冲击3天治疗，IVIG及利尿、扩管降压、小剂量强心剂治疗。4月4日下午，患者胸闷、憋气缓解，可平卧入睡，咯血基本停止，偶有数口暗红色血痰。4月6日再行一次血浆置换。停用强心苷类及利尿剂。4月9日复查血气（自然）pH 7.435，PCO_2 37.6mmHg，PO_2 72.3mmHg；超声心动图：左室增大（舒末内径64mm），主动脉增宽（升主内径36mm），左室舒张功能减低，EF 44%，少量心包积液。冲击结束后使用琥珀酸氢化可的松400mg qd此后规律减量，至泼尼松龙35mg/d。期间使用环磷酰胺0.2g共3次，累计0.6g。患者可平地行走，下肢水肿消退，4月12日肾穿回报：免疫荧光（-），缺血性肾改变，39个肾小球，7个球性硬化，3个节段硬化，可见非硬化性肾小球细胞数增多，节段性系膜细胞增生和系膜基质增多，大部分毛细血管襻开放良好，部分肾内小血管管壁增厚，内膜弹力纤维及肌层增生，管腔狭窄，并可见小叶间动脉及入球动脉管壁玻璃样变。考虑肾脏病变与高血压相关。4月12日复查胸部HRCT：原双肺多发斑片、索条及结节影现明显吸收变小。超声心动：左心增大，左室心尖部实性占位1.3cm×1.6cm（血栓可能性大），左室收缩功能减低，EF 43%，升主动脉、主动脉根部增宽（升主内径39mm）。加用洛汀新及海捷亚控制血压，改善心室重构，并华发林抗凝，激素逐渐减量，并停用免疫抑制剂。患者仍间断有活动后气短，未再咯血，5月出院。2007年7月，门诊就诊，诉轻度气短，复查胸部HRCT渗出影较前明显吸收，UCG：心尖部未见血栓，EF 51%；肺功能：限制性通气功能障碍，弥散功能障碍，泼尼松龙减量至7.5mg qd，继续抗凝、降压，2007年11月再次于门诊就诊，无不适主诉，HRCT提示叶间裂稍增厚，余未见明显异常；UCG：EF 53%；肺功能：通气功能障碍，弥散功能较前好转，泼尼松龙减量至5mg qd，继续抗凝、降压治疗，此后未再就诊。

最终诊断：①弥漫性肺泡出血、肺间质病变原因未明；Ⅰ型呼吸衰竭；心功能不全；②高血压病：缺血性肾改变；慢性肾功能不全。

患者胸部 HRCT 的变化过程：

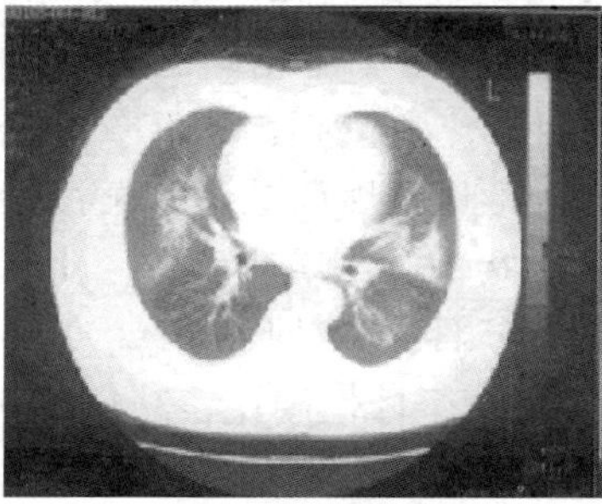

2007年2月

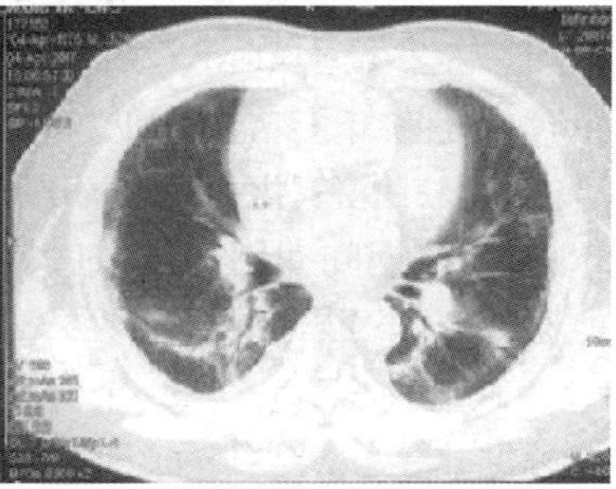

2007年4月4日

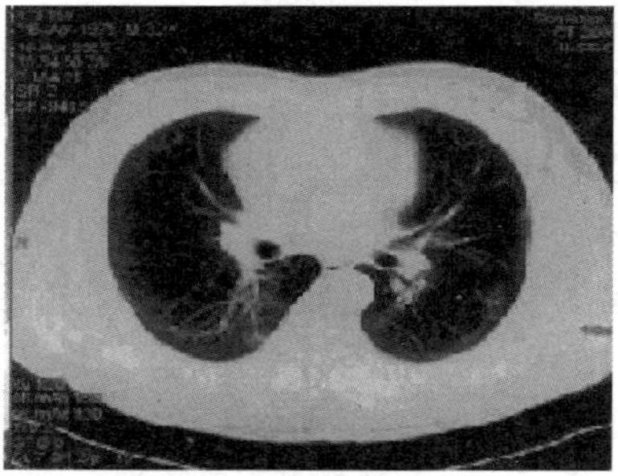

2007年4月12日

分析与讨论

患者为青年男性，病程 3 个月，进行性加重，表现为进展性的肺肾受累。肺部主要表现为中等量的咯血、憋气，CT 见片状渗出影，磨玻璃样改变，肺叶受累但边界相对清晰。肾脏表现为蛋白尿、正常形态红细胞为主的血尿，Scr 偏高。实验室检查：血 WBC 进行性升高，Hb 稍下降，外院 ANA、抗 ENA、ANCA 均（－）。

患者临床有咯血、呼吸困难、低氧血症、咳嗽等症状，血红蛋白下降大于15g/L，影像学肺部多发片状阴影，支气管灌洗见淡红色血性液体，应考虑肺部病变为弥漫性肺泡出血可能；尿中红细胞以正常形态为主，提示非肾小球来源，但尿蛋白持续阳性，24 小时尿蛋白定量提示为轻中度蛋白尿，考虑有肾小球滤过膜的受损。故患者的主要临床特点为肺脏和肾脏的同时受累，首先考虑结缔组织疾病，常见于：①原发性系统性血管炎：以累及小血管的血管炎最常见，如 MPA，为小血管坏死性血管炎，主要表现为坏死性肾小球肾炎和肺毛细血管炎，肺部临床表现多为弥漫性肺泡出血，肺间质纤维化等，肾脏可为 RPGN 的表现，并可伴有皮疹、外周神经炎等，多见于中老年；韦格纳肉芽肿，多见于中青年，以鼻窦炎、肺部孤立浸润、肾脏肉芽肿形成为主要表现，特异性抗体为 c-ANCA，且与活动度相关。Churg-Strass syndrome 以嗜酸性粒细胞升高、哮喘、游走性肺内阴影以及肾脏受累为主要表现；其他累及大、中血管的血管炎如大动脉炎和巨细胞动脉炎、贝赫切特综合征等肺肾同时受累罕见；②继发于其他结缔组织病的血管炎，如 SLE、冷球蛋白血症等；③ Goodpasture syndrome：肾脏常以 RPGN 为主要表现，抗 GBM 常（＋），肾穿可见线状免疫复合物沉积，肺部可有弥漫出血表现。但以血管炎或 Goodpasture syndrome 无法解释患者的端坐呼吸、夜间不能平卧、双下肢水肿等表现，结合患者有多年未控制的高血压，亦不能除外高血压继发全心衰导致肺部咯血可能，同时高血压导致肾小球小动脉硬化，临床上也可以表现为蛋白尿和少量红细胞尿，不支持之处在于经利尿治疗后，患者咯血症状似仍有反复。

因此患者入院诊断的问题之一是：血管炎并发弥漫性肺泡出血？还是由高血压心脏病急性左心衰所导致？我们曾总结我院12例ANCA相关性小血管炎合并弥漫性肺泡出血的特点，发现：DAH可以发生在ANCA-SVV整个病程中，甚至发生在正规糖皮质激素和免疫抑制剂的治疗过程中，血红蛋白下降常是DAH较特征性表现。肺功能检测呈限制性通气障碍，在出血急性期，肺弥散功能（DLCO）增高。DAH的X线检查不易与肺水肿或肺部感染相区别，2~3天后肺出血吸收成网状影，完全吸收需1~2周。如反复出血可导致间质纤维化。胸部CT可发现双肺多发磨玻璃影或肺多发的实质浸润。对于临床不典型的患者，支气管镜检查可明确有无脓液或其他病原学证据以及有无肺出血。另外，肺活检标本的肺泡腔中发现大量充满含铁血黄素的巨噬细胞对于DAH的诊断具有重要意义。结合该患者的临床表现，可以发现基本符合上述血管炎合并DAH的特点，尤其是患者的胸部影像学变化，有一个由最初的渗出到吸收到肺间质纤维化的过程，肺功能提示限制性通气功能障碍，患者气短的症状似乎也支持此点，但这些特点均非特异，亦不易与慢性左心衰急性发作的影像学相鉴别，此外患者不支持血管炎之处也甚多：①患者发病年龄较年轻，病程无发热，炎性指标不高，ANA、ANCA均（-）等；②患者肾穿病理无系统性血管炎肾脏受累典型病理表现，如MPA、Wegener肉芽肿的肾脏受累常表现为局灶性节段性坏死性肾小球肾炎，伴毛细血管外增生，而该患者的肾穿病理为典型的高血压所致缺血性肾改变；③治疗上，该患者外院诊断血管炎时曾予以激素联合CTX的冲击治疗，缓解不明显，我院经血浆置换、IVIG及激素冲击治疗后方好转，故如为血管炎，则应属于难治型，其维持治疗通常需要激素和免疫抑制剂的联合应用，但该患者仅以泼尼松35mg qd维持且迅速减量至5mg qd无复发，临床症状也进一步改善，不支持血管炎；④患者血浆置换1小时后，憋气症状迅速缓解，用血管炎不好解释，不除外血浆置换迅速有效地减少了容量负荷，缓解心衰所致；⑤患者憋气、咯血症状加重时，床旁UCG提示心肌弥漫性运动减低，据文献报道，心血管系统受累在血管炎患者中并不多见，其主要临床表现包括心包炎、心肌病及冠状动脉小分支受累所致心肌缺血，在CSS患者中常见，MPA以及Wegener肉芽肿少见。综上所述，患者弥漫性肺泡出血的病因考虑急性心衰更有可能，推测是在患者长期高血压未控制导致慢性充血性心力衰竭的基础上，近期出现了急性心衰的反复发作，可以解释患者夜间不能平卧和双下肢水肿的表现，同时由于患者本身肾功能受损，利尿剂的效果有限，患者由于有多次心衰的发作，含铁血黄素细胞沉积于肺泡，导致肺内片状阴影迁延，至数月后方彻底吸收。此外，患者多次复查超声心动，均提示左室的扩大和左室舒张功能的减低也符合高血压心脏病较晚期的表现。

治疗上，患者入院时，其咯血突然恶化加重，由于血管炎导致的弥漫性肺泡出血死亡率极高，在未明确基础病因的情况，为了挽救患者生命，我们采用了血浆置换、IVIG以及激素的冲击治疗，不仅针对活动性的血管炎，而且对于潜在的感染也有一定预防作用，此外，考虑到心衰不能除外，同时加强了强心、利尿、降压的治疗使患者症状在数天内迅速得以缓解。随后的肾穿结果提示血管炎可能性较小后，果断予以激素的迅速减量，维持治疗中，没有按常规方案使用免疫抑制剂，而是予以小剂量激素维持，强化降压，并予以门诊密切随访。

文献报道，系统性血管炎合并弥漫性肺泡出血的病死率高达58.3%，严重的肺泡出血，即使及时采用大剂量激素＋免疫抑制剂的治疗，死亡率依然很高。血浆置换清除抗体被认为是一种有效的治疗方法。Philip JK 等报告的 20 例小血管炎伴弥漫性肺泡出血的患者经血浆置换全部缓解，故临床上，患者表现为咯血、同时伴肾脏等多系统受累时，应及时复查肺部 CT、肺功能以及支气管灌洗，明确有无肺泡出血，有 DAH 的患者而系统性血管炎又无法完全除外时，可以考虑积极予以血浆置换，激素的冲击以及 IVIG 应结合患者具体病情而定。此外临床表现肺肾两器官的受累，诊断上除了结缔组织病，还应该注意排除心衰等常见病可能，必要时积极行肾穿确诊，从而为挽救患者生命赢得宝贵时间。

（萧文泽　郑文洁）

专家点评

苏金梅医师：本例患者的诊断与鉴别诊断的问题贯穿整个病程，这在临床实践中非常常见，弥漫性结缔组织病的特点是多系统受累，有时与全身性疾病难以鉴别。当临床表现无法鉴别，而实验室检查也无特异性提示的时候，活检病理检查是很好的鉴别手段之一，治疗的反应也是鉴别弥漫性结缔组织病与全身性疾病的有效方法。另外，患者的长期门诊随访是我们随时修正诊断与治疗的保障。

第32例 鼻塞、脓涕-嗅觉减退

病例摘要

患者男性，19岁，因“鼻塞、脓涕16年，伴嗅觉减退7年”于2007年12月19日入院。患者1991年出现鼻塞、流脓涕，无头痛、无血性分泌物，当地医院诊为“慢性鼻窦炎”，予抗感染等治疗后症状可暂缓解。2002年患者自觉嗅觉下降。2004年患者自觉鼻塞、流脓涕症状加重。2005年1月就诊于同仁医院，鼻窦CT示：慢性鼻窦炎、鼻中隔偏曲，患者于2005年1月28日全麻下行鼻内镜下中隔矫正，双侧筛窦、右侧蝶窦开放，双侧上颌窦内软骨样组织部分切除术。术中见双侧上颌窦内软骨样组织充填，术后鼻中隔穿孔。同仁医院病理诊断：（鼻窦鼻腔）病变符合Wegener肉芽肿，广泛纤维化，玻璃样变。ANCA胞质（+）（ELISA检测结果1∶100，阳性），抗酸染色（-），W-S染色未见真菌和硬结杆菌。家属拒绝治疗并出院。北京协和医院会诊病理，考虑病变符合嗜酸性血管中心性纤维化。2005年7月患者就诊于301医院，当时患者无流血性涕，仍有鼻塞、流脓涕，无视觉障碍等，行鼻窦CT：双侧上颌窦、筛窦、蝶窦、额窦内较高密度软组织影伴骨质破坏，多发囊性骨质密度减低区。患者于301医院再次行手术治疗（电视内镜下鼻窦病变切除+窦口扩大术），术中见右侧中鼻道灰白色新生物，肉眼观为息肉样组织。术后病理：假复层纤毛柱状上皮黏膜慢性炎，伴纤维组织增生，并见炎性肉芽组织。2006年9月患者出现双耳堵塞感、溢泪，伴听力轻度下降，有鼻干、鼻塞，301医院检查发现泪囊堵塞，双侧鼓室B型图，传导性聋，鼻黏膜萎缩，鼻腔内可见灰红色新生物。2006年12月再次活检，301医院病理：（左右鼻腔）呼吸道黏膜慢性炎伴化脓性炎及上皮样肉芽组织形成，多核巨细胞反应。2007年9月患者曾口服泼尼松30mg qd，后每周减量1片，共服用1个月后停用。2007年10月患者无诱因出现左眼外突，视力及眼球运动无影响。2007年11月301医院鼻窦CT示（图32-1）：筛窦间隔及鼻甲缺如，窦腔及鼻道内软组织影，通过筛窦纸样板累及双侧眶内，以左侧为著；左侧内直肌受压移位。再次活检，301医院病理示：炎性肉芽组织，免疫组化染色：CD20（散在阳性），CD3（散在阳性），TIA-1（-），CD56（-），CK（-），Ki-67（阳性<2%）；北京协和医院会诊：（左鼻腔）增生的纤维组织呈慢性炎，部分呈血管周分布，病变符合嗜酸性血管周纤维化；武警总医院会诊：（左侧鼻腔上颌窦）黏膜慢性炎，有多核巨细胞反应及大量浆细胞浸润，有浆细胞性肉芽肿形成；黏膜慢性炎，有多核巨细胞反应及炎性肉芽组织反应，纤维组织明显增生，有炎性假瘤形成。患者2007年12月6日查尿常规：RBC 50/μl。2007年12月10日我院门诊就诊，予美卓乐32mg qd口服至今，患者诉左眼突出症状较前有所好转。期间患者曾多次查ANCA均为c-ANCA（+）。为进一步诊治收入院。患者起病以来大小便未见明显异常，否认长期低热、口眼干、口腔溃疡、关节痛、牙齿片状脱落、腮腺肿大、吞咽困难、雷诺现象等。**既往史、个人史、家族史**无特殊。**入院查体：**鼻外形正常，鼻甲肥厚，鼻窦区无压痛，心肺腹检查无特殊。入院诊断：ANCA相关性血管炎？嗜酸性血管中心性纤维化？

诊治经过：入院后查血常规：白细胞$14.58 \times 10^9/L$，中性

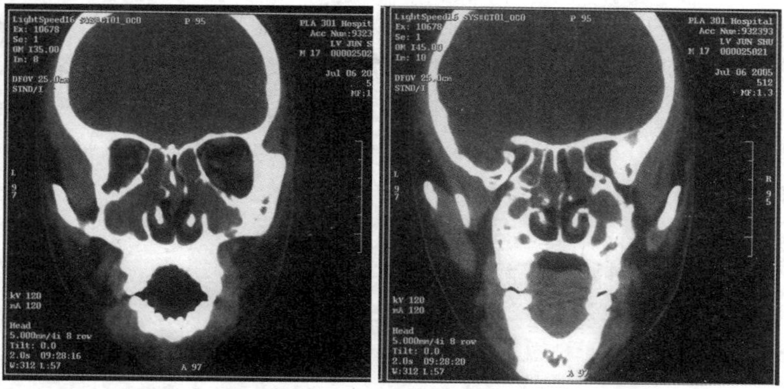

图 32-1 鼻窦冠状位 CT 平扫：全组鼻窦内较高密度软组织影伴骨质破坏，多发囊性骨质密度减低区

粒细胞 60.8%，血红蛋白 137g/L，血小板 466 × 10^9/L；尿常规 + 沉渣：BLD 25ery/μl，异形 100%，PRO（-）；三全正常；Ig、补体、红细胞沉降率（ESR）、C 反应蛋白（CRP）、蛋白电泳均正常；抗核抗体（ANA）、抗双链 DNA（dsDNA）、抗可提取性核抗原抗体（ENA）、抗心磷脂抗体（ACL）；抗中性粒细胞胞质抗体-间接免疫荧光法（ANCA-IIF）（+）P 1∶40，髓过氧化物酶 MPO-ANCA 和蛋白酶3 PR3-ANCA 均（-）；胸 X 线和超声心动图未见明显异常。诊断仍考虑 Wegener 肉芽肿可能性大，将美卓乐加量至 48mg/d 口服，同时加用环磷酰胺（CTX）0.2g 隔日静脉注射一次和复方磺胺甲噁唑 2 片，2 次/天口服。患者鼻塞、流涕症状较前明显好转，于 2008 年 1 月 3 日出院。出院后美卓乐规律减量，并继续予 CTX 0.2g 隔日静脉注射一次。2008 年 2 月 21 日门诊随诊时患者眼球突出已消失，将 CTX 调整为 0.4g 每周静脉注射一次。患者 2008 年 3 月 29 日复查 ANCA 为（-），反复查尿常规仍示 RBC 25/μl。2008 年 6 月 4 日就诊

我院门诊，当时患者已无特殊不适，美卓乐减量至12mg/d口服，CTX为0.4g每两周静脉注射一次，后继续将美卓乐逐渐减量，CTX改为50mg/d口服。患者无不适，2008年12月31日复查血常规、肝肾功正常，ESR正常，ANCA（-），尿常规仍示红细胞25/μl。2009年1月13日起将药物调整为美卓乐4mg/d口服，CTX 50mg隔日口服，目前患者仍在继续随诊中。

目前诊断： Wegener肉芽肿

分析与讨论

患者青年男性，幼年起病，病程16年，整个病程呈慢性进展性。临床主要以鼻部受累首发，表现为清脓涕交替、鼻塞、无血涕，鼻部影像学检查呈进展性，病程中曾多次行手术效果不佳，并逐渐出现听力受损、泪囊阻塞和左眼外突。患者鼻部曾多次取活检，多家医院会诊意见不一，我院两次会诊均考虑诊断嗜酸性血管中心性纤维化（EAF）。各院病理会诊有共同点：慢性炎症，肉芽肿样结构（曾于301医院和武警总医院报告伴有多核巨细胞反应），嗜酸性粒细胞浸润；纤维组织增生。均未报血管炎表现。该患者近期查尿RBC（+），异形性100%，考虑肾小球源性血尿可能性大。患者外院查ESR正常、CRP轻度增高，多次查c-ANCA（+）。病程中无关节、肌肉及肺脏受累。诊断方面，考虑如下：

1. Wegener肉芽肿（WG）：WG是一种坏死性肉芽肿性血管炎。该病主要侵犯上、下呼吸道和肾脏，也可累及皮肤、关节、眼、耳而出现眼球突出、咽鼓管阻塞等症状。患者临床表现为眼、耳、鼻、肾脏受累，外院多次查c-ANCA（+），病理有肉芽肿表现和多核巨细胞反应，激素治疗有效，首先考虑WG不能除外。不支持点为患者无发热、乏力等一般症状，且病程中无肺部受累，而据统计80%的WG患者在病程中出现肺部病变。

2. 嗜酸性血管中心性纤维化（EAF）：患者鼻部活检病理两次于我院会诊均考虑嗜酸性血管中心性纤维化（EAF）（图32-2）。EAF为一罕见病，直至今日，国外总共报道30余例。该病呈一良性缓慢进展过程，最常累及鼻中隔，其次是鼻外侧壁。累及鼻部的患者几乎都表现有鼻塞，亦可表现为鼻部肿大、流鼻血、压痛、进行性呼吸困难等。鼻部的影像学表现主要为软组织影和息肉样改变。该病亦可由鼻腔向上颌窦扩展，并浸润到眼眶部，文献中有一例患者出现半规管功能受损，亦有一例报道有双侧泪囊管堵塞。所有患者均无全身其他系统表现。文献中仅两例患者中ANCA为阳性。该患者慢性病程，临床表现可用EAF解释。不支持点主要有：①EAF少见ANCA（+），但该患者外院多次查ANCA（+），且该患者有镜下血尿，尿沉渣示为肾小球源性可能性大，考虑患者存在肾脏受累，但EAF未有累及肾脏的相关报道；②病理方面：EAF镜下表现可分为两期：早期主要是毛细血管和小静脉的嗜酸细胞浸润为主的血管炎。进展期表现在致密纤维化的基质中可以观察到粗大的纤维束呈洋葱皮样螺旋环绕小静脉和毛细血管，导致血管腔变窄，在其周围常常有轻微的炎症反应和淋巴滤泡形成，但没有坏死和肉芽肿。该患者于外院多次病理检查可见肉芽肿组织和多核巨细胞反应，为不支持点；③此外，治疗反应方面，全身使用糖皮质激素对EAF效果不佳，但该患者经激素治疗后症状有所好转，考虑亦不支持EAF。

3. Churg-Strauss综合征（CSS）：CSS以肺部受累常见，且为游走性表现，该患者多次查胸部X线（CXR)(−)，血常规未见嗜酸性粒细胞增多，考虑不支持。

4. 其他例如结外 NK/T 细胞淋巴瘤，目前临床和病理均不支持。

对 EAF 而言，目前仍无有效的治疗方法，局部或者全身使用激素或者其他免疫抑制药物治疗效果不佳。该患者对激素和 CTX 反应好，从治疗反应上讲，支持患者诊断为 Wegener 肉芽肿。值得一提的是，既往文献中有一例患者是在患有 Wegener 肉芽肿后出现 EAF 的表现，当时作者认为至少他们发现的那例 EAF 可能源于 Wegener 肉芽肿过度的纤维化反应。因此，WG 和 EAF 之间是否存在某种联系还需进一步研究。

（周佳鑫　郑文洁）

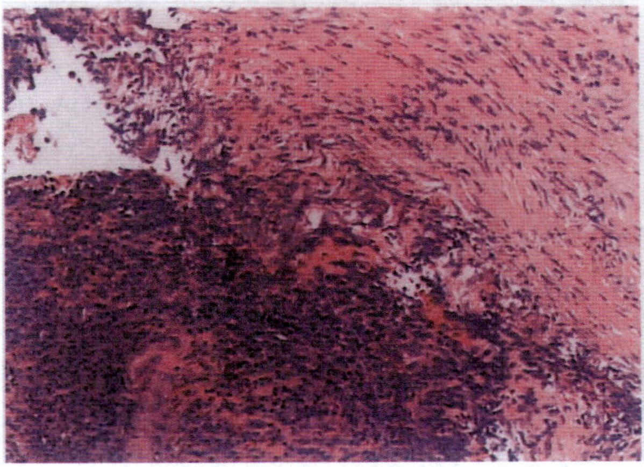

图 32-2　鼻部病理切片

病理会诊结果（2007 年 11 月）：

镜下见大量增生的纤维组织，部分呈同心圆状排列（类似洋葱皮样），中心血管腔闭塞；增生的纤维组织见成片聚集的各种炎细胞，包括浆细胞、淋巴细胞、单核细胞，以及大量嗜酸性粒细胞及散在中性粒细胞，部分围绕小血管浸润。

专家点评

苏金梅医师：典型的韦格纳肉芽肿的病理表现包括坏死、肉芽肿改变和血管炎，病理仅3%~16%可见完整三联征。病理在临床中对于诊断的意义重大，但一定要结合临床表现、实验室检查和治疗反应等综合判断。

第 33 例 皮疹 - 发热 - 腋下肿物

病例摘要

患者女性，16 岁，因“皮疹 16 年，发热 13 年，左腋下肿物 6 个月，憋气 1 个月”入院。

患者 1 岁起反复出现面部疱疹，疱液淡黄透明，疼痛、瘙痒不明显，部分自行愈合吸收，部分愈合遗留瘢痕，逐渐从面部扩展至全身。4 岁起不规则间断发热，体温高达 40℃，持续数天至十余天可自行缓解。7 岁起皮疹加重，疱疹进展为黑痂，愈合后遗留明显的溃疡性瘢痕（图 33-1）。当地医院皮疹

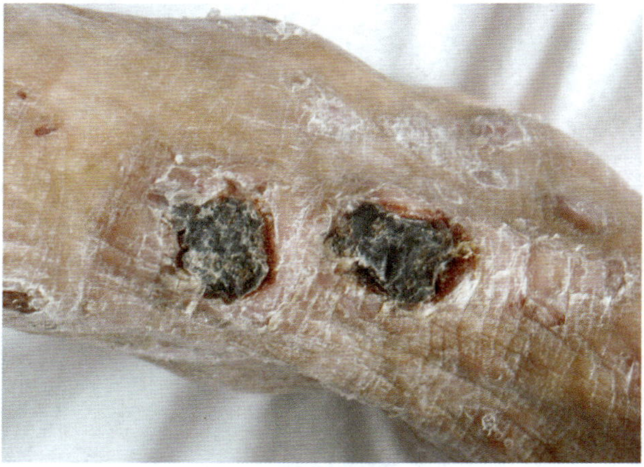

图 33-1 患者的皮疹表现

活检示“脓疱疹”，予外用药膏涂抹，无明显疗效。6个月前左腋下出现痛性包块，并逐渐增大变硬达拳头大小。1个月前出现活动后憋气，不能平卧，心脏超声示“左心室增大，左室收缩功能明显减退”，腋下包块穿刺病理示“淋巴结慢性炎症”，为进一步诊断再次皮疹活检，病理示“表皮角化不全，真皮纤维组织增生，血管周围少许炎细胞浸润”。疑似“系统性血管炎”，给予泼尼松10mg tid，因治疗无效，为明确诊断转入我院。

入院查体：全身皮肤多发陈旧瘢痕和疱疹。左腋下、左锁骨上、左腹股沟、右下颌多发增大淋巴结，部分固定融合。双肺呼吸音清，心界扩大，心率106次/分，律齐，双下肢无水肿。实验室检查：血尿常规、肝肾功能正常，血沉44mm/第1小时，C反应蛋白20.1mg/L。心脏超声示心肌病变，左室扩大，左室收缩功能重度减低（左室射血分数34%）。多种自身抗体包括抗核抗体、抗ENA抗体、抗磷脂抗体、抗中性粒细胞胞质抗体均阴性。CT示左腋下淋巴结增大，肝脾大，腹腔淋巴结增大（图33-2）。骨髓穿刺和骨髓活检均未见异常。因患者皮肤病变明显，为寻求进一步诊断，会诊讨论决定再次皮疹活检，病理示“表皮和真皮大片坏死，血管壁变性坏死，大量淋巴组织细胞以及嗜酸性和中性粒细胞浸润，符合坏死性血管炎。未见恶性病变”。结合患者临床表现，仍考虑“系统性血管炎”可能，但难以解释淋巴网状系统高度增生，是否系肿瘤所致继发性血管炎？考虑到患者淋巴结肿大显著，尽管外院淋巴结穿刺活检，并未取得实质性诊断依据，但穿刺活检对诊断实体肿瘤价值较大，而对诊断淋巴增殖性疾病价值较小，因此决定行左腋下淋巴结活检。淋巴结病理报告为“霍奇金淋巴瘤（混合细胞型），免疫组织化学CD3、CD20、CD30、CD68、EBER（+），CD15、ALK、CD43（－）”。最终诊断“霍奇金淋巴瘤，心肌病变”。

转入血液科，予 DICE 和 ESHAP 联合化疗方案多次，皮疹明显好转，但心功能无明显改善。

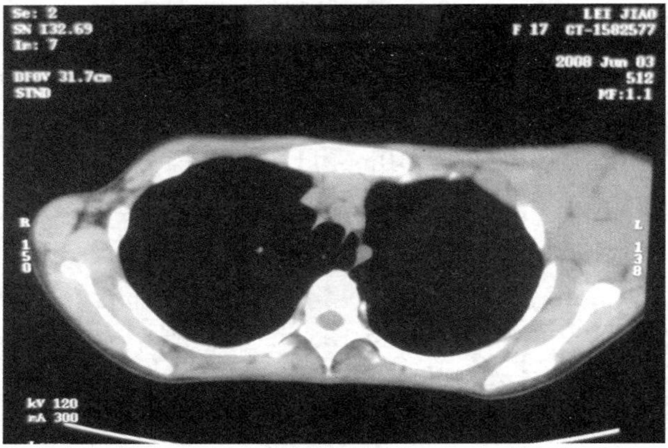

图 33-2 CT 示左腋下淋巴结增大

分析与讨论

本例患者为青少年女性，慢性病程，累及皮肤、心脏、淋巴网状系统等多系统。皮肤病理见血管壁大量淋巴细胞、嗜酸性和中性粒细胞浸润伴坏死，符合血管炎的表现。多系统受累的患者，有时需要考虑血管炎的可能性。

原发性血管炎的按照 CHCC 分类，依据主要受累的血管大小分为大血管炎、中血管炎和小血管炎。中血管炎主要是结节性多动脉炎和川崎病。结节性多动脉炎常进展迅速，多伴有周围神经炎，部分和乙型肝炎病毒有关，累及中小动脉，形成动脉瘤和坏疽性改变，确诊依赖于活检证实的血管炎或血管造影证实的动脉瘤。本例患者尚不能除外中小血管炎，但病程过长，且淋巴网状系统增生与血管炎不太符合。川崎病仅见于5岁以下儿童，有特征性临床表现，本例可除外。

ANCA相关性血管炎常伴有ANCA阳性，显微镜下多血管炎、韦格纳肉芽肿和Churg-Strauss综合征都有相关特征性表现，其中Churg-Strauss综合征的心脏受累常见，也可累及中等血管，但是其发病机制为过敏嗜酸性肉芽肿，患者无相关过敏性疾病，尚不能诊断。过敏性紫癜和冷球蛋白血症通常不会出现溃疡性皮肤血管炎。贝赫切特综合征是可以累及大、中、小血管的独特血管炎，但是患者没有复发性口腔溃疡，故可除外此病。

除了原发性血管炎，还有一类继发于结缔组织病的血管炎，主要有系统性红斑狼疮、干燥综合征、皮肌炎和类风湿关节炎。本例患者抗核抗体阴性，无明显关节肌肉表现，这些疾病均可除外。

诊断血管炎时除了要考虑上述自身免疫性血管炎以外，还要考虑继发性于其他疾病，主要是继发于感染和肿瘤的血管炎。继发于感染的血管炎主要有病毒和血行感染（如败血症、感染性心内膜炎等），但感染的病程通常为急性或亚急性，本例患者病程非常长，各种感染均无法解释其病情全貌，可以排除。继发于肿瘤的血管炎可见于各种肿瘤，包括实体瘤和血液系统肿瘤。伴有发热的肿瘤以血液系统肿瘤为最多见。本例患者的骨髓检查基本正常，但是有多发淋巴结增大，因此应该考虑淋巴增殖性疾病。明确诊断的关键是活组织病理检查，该例患者最终明确为霍奇金淋巴瘤。患者皮肤病变可见坏死性血管炎表现，但未见到明确淋巴瘤细胞；在治疗后，随着淋巴瘤病情的好转，皮肤病变减轻。因此考虑皮肤血管炎病变为继发于淋巴瘤的血管炎。

本病例表明，对于多系统受累的患者应考虑系统性血管炎。对于淋巴网状系统增生的血管炎，应考虑淋巴瘤继发性血管炎。尽管多数淋巴瘤病情进展快，病程较短，但是极少数淋巴瘤也可呈惰性表现，经过数年甚至十余年才最终确诊，本例就是实例。

（陈　华　郑文洁　张　路）

第34例　发热－肌肉、关节痛－颈部肿物

病例摘要

患者女性，48岁，因“左颈肿物、肌肉关节痛、间断发热1年，加重1个月”入院。

患者1年前无意中发现左颈部肿物，约指头大小，质软无压痛，经抗炎治疗后肿物逐渐增大，且出现明显乏力，双肩、肘、膝关节肿痛，肌痛，梳头、下蹲起立困难。伴有间断发热，以午后为著，体温高峰39℃。CT示“双颌下腺区占位性病变，颈部多发淋巴结增大”。当地医院行颈部淋巴结及胸锁乳突肌活检，病理示“淋巴结反应性增生，未见肿瘤，胸锁乳突肌灶性淋巴细胞浸润，符合肌炎”。予抗生素和地塞米松治疗后颈部肿块逐渐消退，但关节肌肉痛无明显缓解，发热不退。遂门诊治疗，查体：双上肢近端肌的肌力明显下降（Ⅲ级），肌肉压痛（+），双肩、肘、膝关节压痛（+），无关节肿胀。CK 61U/L，AST 17U/L，LDH 339U/L（升高）。血沉36mm/第1小时。血常规、尿常规、肝肾功能大致正常。各种自身抗体包括抗核抗体、抗ENA抗体、抗Jo-1抗体均为阴性；肌电图正常，未见肌源性或神经源性损害。诊断“多发性肌炎可能”，予甲泼尼龙48mg/d，甲氨蝶呤12.5mg/w治疗。关节痛、发热、肌痛无力症状完全缓解。甲泼尼龙减至12mg/d，再次出现双膝关节肿痛、肌痛无力，左颈部肿块再次出现，无压痛，经CT证实为

“左颈部动脉鞘前后外方多发淋巴结增大”（图 34-1）。明确诊断入院，多方会诊决定再次行左颈部肿块活检，病理诊断“淋巴结间变性弥漫大 B 细胞淋巴瘤”（图 34-2），最终诊断“淋巴

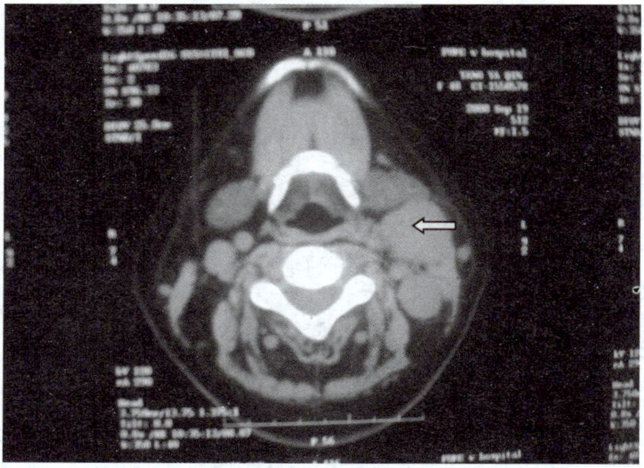

图 34-1　CT：左颈部动脉鞘前后外方多发淋巴结增大

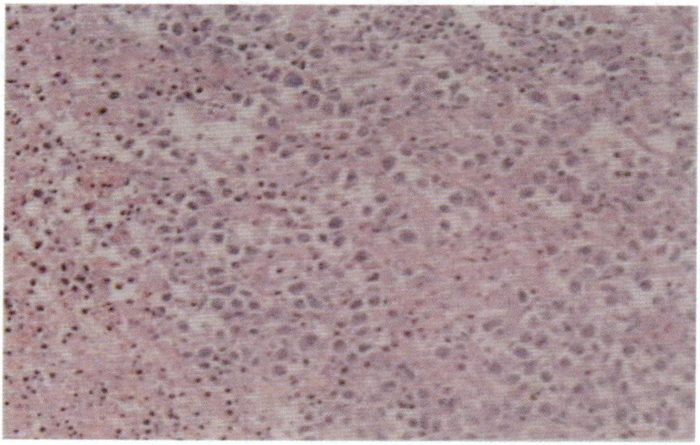

图 34-2　淋巴结间变性弥漫大 B 细胞淋巴瘤

瘤”，停用甲基泼尼松龙和甲氨蝶呤，转入血液科进行多程 R-CHOP 方案化疗。化疗后患者症状完全缓解，关节炎、发热、肌痛无力症状消失。随访 1 年余，病情稳定。

分析与讨论

患者为中年女性，慢性病程。主要表现为关节炎、肌肉病变和淋巴结增大。

在病程中有显著的肌痛、无力，伴关节炎，呈多系统受累，应考虑结缔组织病。以肌肉病变突出的结缔组织病主要是炎性肌病，并且约一半炎性肌病的抗核抗体为阴性。炎性肌病是横纹肌非化脓性炎症，以肢带肌、颈肌及咽肌等肌组织出现炎症、变性改变，导致对称性肌无力和一定程度的肌萎缩，并可累及多个系统和器官，包括原发性多发性肌炎、原发性皮肌炎、儿童肌炎、肌炎伴发其他结缔组织病和肌炎伴发其他结缔组织病合并肿瘤。该患者曾诊断“多发性肌炎”。按照 1975 年 Bohan 和 Peter 诊断标准，多发性肌炎应符合对称性近端肌无力、血清肌酶升高、肌电图异常和肌活检异常这四项标准，活动期的多发性肌炎患者常有血清肌酶升高和肌电图异常，伴有肌肉疼痛；随着肌肉破坏增多逐渐出现肌力下降。

肌肉活检对于肌炎的诊断至关重要，但应除外代谢和中毒性因素导致的肌病。肌炎的典型肌肉活检病理可见肌纤维间质、血管周围炎性细胞浸润，肌纤维破坏变性、坏死、萎缩，肌束间纤维化以及肌细胞再生等特征性改变。本例的肌肉活检病理显示“胸锁乳突肌组织灶性淋巴细胞浸润”，这与原发性肌炎的典型病理改变并不符合，但由于患者有对称性近端肌无力表现，而且首次病理报告“符合肌炎”，加之激素和免疫抑制剂治疗有一定疗效，从而误诊为原发性多发性肌炎。

但是本例诊断为多发性肌炎如仔细分析仍有一些问题。首先，患者的血清肌酶始终正常，而多发性肌炎多数都有血清肌酶升高，尤其是病情活动期。血清肌酶正常仅见于病情缓解或病情晚期，病情缓解时多无活动性肌肉破坏；病情晚期由于患者肌肉几乎破坏殆尽，一般状况很差，残余肌肉容量极少，即使病情活动也可无血清肌酶升高。其次，肌电图无肌源性改变，通常肌电图只检测单侧上下肢，鉴于肌炎通常对称分布，因此也不会减少敏感性。再次，诊断最关键的病理学检查显示胸锁乳突肌组织炎性细胞浸润，尽管胸锁乳突肌也属于近端肌群，重症患者常有抬头困难等表现，但是常规活检通常不取胸锁乳突肌，主要是相比之下，股四头肌更常受累、取材容易。问题在于其胸锁乳突肌组织邻近的淋巴结反应性增生，而多发性肌炎一般没有淋巴网状系统增生，显微镜下所见的淋巴细胞浸润有可能是炎症细胞，即多克隆增生的淋巴细胞，通常是良性反应性；也有可能是肿瘤细胞，即单克隆增生的淋巴细胞，通常是恶性增殖性。淋巴细胞恶变的过程也是一个逐渐间变的过程，早期的恶性淋巴细胞可能发生了恶性的生物学改变，但尚无恶性的形态学改变，在这个阶段单纯显微镜下很难分辨，而免疫组织化学、分子生物学等才能帮助鉴别，此时常规免疫抑制治疗可减缓病情；随着逐渐发展，最终同时具备了恶性的生物学和形态学改变，此时容易诊断，常规免疫抑制治疗失效。本例在初次病理检查时未进行免疫组织化学和分子生物学检查，而在再次病理检查时，通过结合免疫组织化学就作出了淋巴瘤的诊断。

本例说明，对于不典型肌炎必须密切观察，“多发性肌炎”的诊断须谨慎，尤其是不完全符合所有四项诊断标准时。即使是报告为病理的所谓“肌炎”，最好有免疫组织化学等明确为良性炎性细胞浸润。在诊治过程中，尤其是常规免疫抑制治疗效果不佳时，要警惕肿瘤的可能性。

（陈　华　郑文洁　乐　偲）

专家点评

唐福林医师：第33例和第34例患者均有发热、皮疹或肌肉疼痛及浅表皮下肿物，病程比较长。因多个器官系统受累收入风湿免疫科病房。但入院后抓住了诊断最重要的关键，再次进行了病例活检。这两例患者通过仔细的病理检查和临床分析，最终均确诊“淋巴瘤”。通过这两例的诊断，给了我们启示：对于临床上难以解释的症状，且不符合临床诊断标准的发热疑难病例，一定要除外肿瘤的可能性。必要时可多次活检，病理标本要请有经验的病理学家仔细读片和免疫组化检查。为取得最佳的循证医学证据，医患之间要密切配合。患者的信任源于医务人员的高度责任心和同情心。试问如果患者和家属拒绝多次活检，或许患者在死亡之后亦得不到确诊。风湿免疫病的自身抗体检测固然重要，但只有病理检查才是诊断的最终标准。

第35例 下肢水肿多年

病例摘要

患者男性，20岁，因“双下肢水肿7年”入院。

患者7年前出现双下肢可凹性水肿，朝轻暮重，无少尿、憋气、腹泻。当地医院查血白蛋白显著降低（17g/L），肝肾功能、血尿常规、便常规无异常。因患者有偏食习惯，当地医院考虑为营养摄入不足导致低蛋白血症，予以输注白蛋白等营养支持，患者水肿消退出院。3个月前再次出现双下肢重度水肿，伴间断腹泻，体重下降约4kg。当地医院怀疑“蛋白丢失性肠病”，行结肠镜检查未见明显异常，予甲泼尼龙16mg/d治疗2个月无明显效果。为明确病因收入我院。

患者查体除双下肢重度可凹性水肿外，心肺检查无异常所见，腹软，无压痛，移动性浊音阴性，肝脾未及。实验室检查：血常规：白细胞 $5.22\times10^9/L$，淋巴细胞 $0.36\times10^9/L$，血红蛋白142g/L，血小板 $377\times10^9/L$。尿常规正常、24小时尿蛋白定量正常（0.14g）。便常规和潜血、便苏丹Ⅲ染色检查均正常。肝功能：总蛋白35g/L，白蛋白16g/L。肾功能正常。蛋白电泳：白蛋白39.9%，α_1 6%，α_2 22.2%，白/球比0.66。免疫球蛋白：IgG 3.48g/L，IgA 0.53g/L，IgM 0.50g/L。血沉、C反应蛋白、补体均正常。各种自身抗体包括抗核抗体、抗ENA抗体、抗磷脂抗体均阴性。全消化道造影示“空回肠黏膜较粗，肠管普遍增宽”。胃镜：十二指肠降部颗粒样变（图35-1）。胶囊内镜示“空肠上端黏膜呈结节样，乳头周围可见较大表面光滑、椭圆形、亚蒂的息肉隆起，回肠可见黏膜散在无蒂息肉样隆起，近回肠末端局限结节样隆起”（图35-2）。核素淋巴管显像示“双下肢淋巴管显影清晰，回流通畅，腘、腹股沟、髂、腰淋巴结显影清晰，胃、十二指肠异常放射性增高区域，随时间延长而逐渐增高，符合淋巴漏出”。十二指肠降端黏膜活检病理示“小肠黏膜慢性炎症，可见淋巴管扩张”。最终诊断“小肠淋巴管扩张症”，予中链脂肪酸饮食治疗，血白蛋白水平逐渐升至28g/L，下肢水肿完全消退出院。随诊1年，病情稳定。

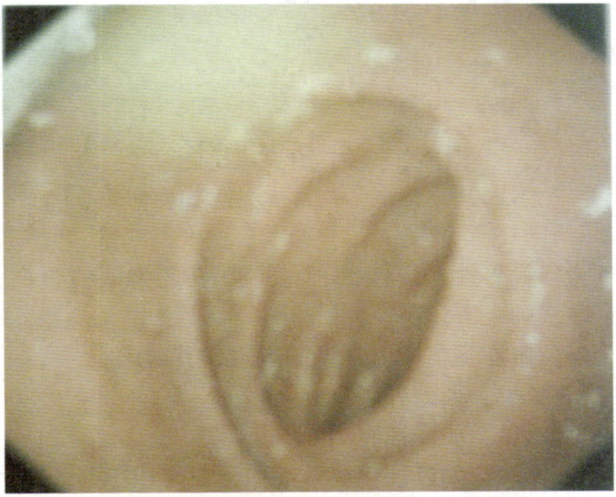

图35-1 胃镜：十二指肠降部颗粒样变

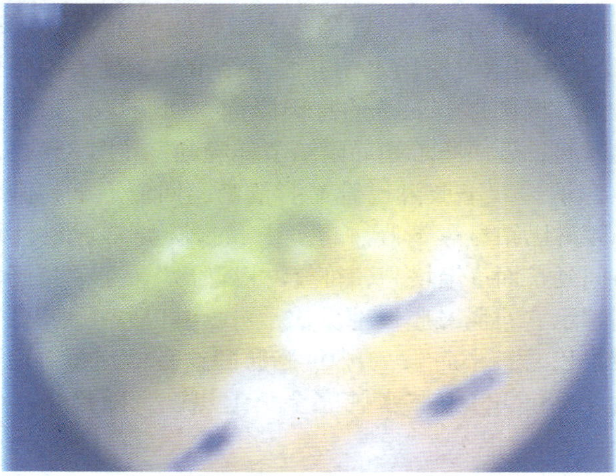

图 35-2 胶囊内镜：空肠上端黏膜呈结节样

分析与讨论

患者为年轻男性，慢性病程，主要表现为低白蛋白血症导致的双下肢水肿。

低白蛋白血症是临床上常见的表现，其病因有：

1. 摄入减少，如营养不良。
2. 吸收不良，如慢性腹泻。
3. 肝脏疾病，如肝硬化导致的白蛋白合成障碍。
4. 慢性疾病消耗：如结核、肿瘤等。
5. 异常丢失

（1）肾脏：肾病综合征。

（2）胃肠道丢失。

（3）皮肤：严重烧伤。

（4）第三间隙。

6. 稀释性：大量输液。

7. 遗传性：如遗传性无白蛋白血症、副白蛋白血症。

患者虽有偏食习惯，但仔细询问并非绝对素食，因此摄入蛋白质过少无法解释严重低蛋白血症。患者病程早期无腹泻、腹痛等胃肠道症状，胃肠道吸收不良导致的可能性也不大，病程后期反复腹泻可能与低蛋白血症导致的胃肠道水肿有关。患者无基础慢性疾病以及肝病，也就除外了肝病和慢性消耗的可能性。患者发病于青年时期，且患者无遗传病家族史和其他遗传病，故遗传性疾病可能小，另外遗传性低白蛋白血症多不伴明显水肿，故此患者的可能性不大。

临床上多数低白蛋白血症都是由肾异常丢失造成的。而患者多次尿检排除了大量蛋白尿，皮肤烧伤和第三间隙分布导致的低白蛋白血症常为急性病程且容易发现。因此，该患者低蛋白血症应考虑由胃肠道丢失所致。

蛋白丢失性肠病（Protein-Losing enteropathy）是指由各种病因导致的血浆蛋白质从肠道丢失而致低蛋白血症的一组疾病。病因包括炎性肠病、乳糜泻、短肠综合征、淀粉样变、小肠淋巴管扩张症，以及系统性红斑狼疮等自身免疫病。

少数系统性红斑狼疮患者的肠道病变可导致蛋白从肠道大量丢失，其发病机制主要为肠道血管炎使肠道黏膜、血管和淋巴管通透性增高，从而血清蛋白丢失。由于大量血清蛋白丢失，故血清学自身抗体效价往往较低。但系统性红斑狼疮患者除了肠道病变外，往往同时有多系统病变。该患者无多系统受累，其血清中自身抗体阴性，因此系统性红斑狼疮的诊断不考虑。

该患者在进行了全面的胃肠道检查后，发现十二指肠降部和空回肠等小肠黏膜颗粒样变，病理证实为扩张的淋巴管。核素淋巴管显像显示双下肢淋巴管正常，胃、十二指肠淋巴管渗漏，进一步证实了小肠淋巴管扩张症的诊断。

小肠淋巴管扩张症（intestinal lymphangiectasia）是罕见病，1961年由Waldmann首次报道。其发病机制是各种病因导致的小肠淋巴管引流受阻，导致绒毛内乳糜管和其他小肠壁内的淋巴管扩张，淋巴回流受阻，淋巴管内压力升高，阻碍乳糜颗粒和脂溶性维生素的吸收，以及淋巴细胞进入外周血再循环。同时小肠淋巴液、乳糜微粒、蛋白质和淋巴细胞直接引流入肠腔或其他浆膜腔，从而引起蛋白质和淋巴细胞的丢失，乳糜颗粒则隔绝于固有膜和扩张的淋巴管内。最终出现了腹泻、水肿、乳糜性渗出及失蛋白性肠病等临床表现。

低蛋白血症的原因是蛋白质吸收障碍和经淋巴管丢失，因为淋巴管孔径大，对各种蛋白质无选择性，因此白蛋白与球蛋白的成比例下降，如本例患者球蛋白17g/L、白蛋白16g/L；在免疫球蛋白中，IgM可形成较大的五聚体而丢失较少，如本例患者IgG（3.48g/L）和IgA（0.53g/L）显著下降，而IgM（0.50g/L）正常。

由于淋巴管是淋巴细胞回流的重要途径，因此淋巴管扩张回流受阻时，淋巴细胞大量丢失，导致淋巴细胞减少，而其他白细胞无明显影响。如本例患者的淋巴细胞计数为$0.36\times10^9/L$。因此，水肿、低蛋白血症，伴有球蛋白成比例下降，外周血淋巴细胞减少时，应高度怀疑小肠淋巴管扩张症，进一步进行内镜检查和小肠活检多可以明确诊断。

小肠淋巴管扩张症的治疗应尽量解除淋巴管受阻，但多数病因不明，存在一定困难。主要通过饮食治疗，如低脂饮食（每日限脂5g以下），以及给予中链三酰甘油（MCT）饮食。中链三酰甘油是中链脂肪酸的甘油酯，不需变为脂肪微粒就能作为脂肪酸进入门静脉而被吸收入肝，而且在吸收过程中也不需要胆盐的作用，其吸收率比长链脂肪酸高4倍。食物中的脂肪主要是三酰甘油酯、胆固醇和水溶性维生素，长链脂肪酸被肠道吸收后，需在细胞内再酯化，然后进入淋巴系统。肠道淋巴液的产生受长链脂肪酸的刺激，限制脂肪可使淋巴液的分泌减少。因此低脂饮食和 MCT 饮食可在一定程度上降低淋巴管内压力，缓解症状。多数患者通过这种治疗能得到一定程度的缓解。本例患者经饮食治疗有显著好转。

（陈　华　郑文洁）

专家点评

唐福林医师：本例年轻患者，自幼双下肢水肿，除血浆白蛋白降低以外，并无其他脏器严重表现。因疑“蛋白丢失肠病”而入院。在风湿免疫疾病中系统性红斑狼疮由于其突出的免疫复合物形成而肠道血管炎，因此蛋白可从肠道大量丢失。但此患者经多种自身抗体检测均呈阴性，所以不支持。该患者最终从十二指肠黏膜活检，从病理得到“小肠淋巴管扩张”的诊断。这再一次证明对临床疑难杂症一定要按循证医学的要求，寻找最佳最可信的诊断依据，即病理才是诊断的金标准。关于“低蛋白血症”作者已从多方面进行了阐述，对罕见的“小肠淋巴管扩张症”亦进行了精练扼要的描述。通过该例看似简单（主要是低蛋白血症）而又复杂（病程长达7年未能确诊）的曲折过程，又一次表明风湿免疫科医师应该要有坚实的基础医学知识和丰富的临床经验，要善于在众说纷纭的复杂情况下抓主要矛盾，要有自己的见解，不耻下问，虚心求教，要有对患者高度负责的爱心。

第36例 高血压、蛋白尿、下肢麻木无力

病例摘要

患者女性，44岁，因“高血压、蛋白尿1年，双下肢进行性麻木无力8个月”入院。

患者1年前出现心悸、双下肢水肿，尿中泡沫增多，尿量无明显减少。当地医院查血压180/100mmHg，尿蛋白（+++），血肌酐136μmol/L，尿素氮4.4mmol/L。诊为“慢性肾小球肾炎、高血压”，间断降压药治疗。8个月前出现双下肢麻木无力并进行性加重，蹲起上楼困难。查体：全身皮肤色素沉着，心肺腹正常。双下肢肌力V^-级，双上肢肌力V级，四肢手套、袜套样痛触觉减退，双下肢腱反射和深感觉减退。查：尿常规：蛋白1g/L，24小时尿蛋白定量1.31g。肾功能：Cr 122μmol/L，BUN 8mmol/L。肌电图：上下肢周围性神经源性损害，累及感觉和运动神经。肝功能、血常规、血沉、C反应蛋白、补体均正常。免疫球蛋白：IgG 18.5g/L，IgA 4.13g/L，IgM 2.86g/L。自身抗体：抗线粒体抗体1∶1280，抗线粒体抗体M_2亚型>200U/ml，其他各种抗体均阴性。冷球蛋白试验阴性。甲状腺功能：FT_3 1.95pg/ml，TSH 7.47μIU/ml。胸腹CT：纵隔及腹膜后、双侧腋下淋巴结增大，脾大。肾组织活检病理：膜增殖性肾小球肾炎，刚果红染色阴性，电镜提示内皮细胞病。免疫电泳示IgA λ型M蛋白。骨髓检查正常。诊断为“POMES综合征，膜增殖

性肾小球肾炎”，予马法兰联合地塞米松的治疗，周围神经病症状明显改善。

分析与讨论

本例患者病程呈慢性经过，病程早期表现为高血压、水肿、蛋白尿、肾功能不全，符合慢性肾小球肾炎的诊断。慢性肾小球肾炎少数是由于急性肾小球肾炎迁延不愈转化而来，绝大多数起病时就是慢性原发性肾小球疾病，病理类型包括系膜增生性肾炎（如 IgA 肾病）、膜增殖性肾小球肾炎、膜性肾病、局灶性节段性肾小球硬化等。肾组织活检在肾脏病的诊断中具有无可替代的金标准地位，可以明确病理分型、指导治疗、判断预后，部分疾病如系统性红斑狼疮、IgA 肾病甚至可以得到明确的病因学诊断。本例患者的肾组织活检病理提示为膜增殖性肾小球肾炎。为了明确病因进行了进一步的评价。患者既往没有基础疾病，在筛查各种自身抗体后，也没有发现结缔组织病的证据。但发现抗线粒体抗体及抗线粒体抗体 M_2 亚型高效价阳性，这些抗体的主要相关疾病有原发性胆汁性肝硬化，其次是原发性干燥综合征和系统性硬化症。

原发性胆汁性肝硬化的主要特征是胆汁淤积和胆管酶升高以及上述抗体阳性。该患者虽然有这些抗体，但是胆管酶和胆红素均正常，并且没有相关临床症状，目前证据无法诊断原发性胆汁性肝硬化，当然肝穿刺活组织检查可进一步明确该病，但是原发性胆汁性肝硬化为器官特异性自身免疫病，病变局限于肝脏，没有肾脏受累，因此与该患者的慢性肾小球肾炎无关。

部分原发性干燥综合征也有抗线粒体抗体及抗线粒体抗体

M_2 亚型阳性，并且往往有原发性胆汁性肝硬化的临床表现，目前学术界对于这种情况是属于原发性干燥综合征的肝脏损害还是原发性干燥综合征重叠原发性胆汁性肝硬化仍有争议。目前原发性干燥综合征的分类标准大多沿用 2002 年干燥综合征国际诊断（分类）标准，该患者没有口眼干的症状，并且没有血清抗 SSA/SSB 抗体，就目前的标准考虑原发性干燥综合征可以除外。

系统性硬化症常和其他自身免疫病尤其是结缔组织病呈重叠表现，但该患者没有硬化症的表现和血清学证据，尤其是缺乏最常见的雷诺现象表现，无法诊断系统性硬化症。

患者除了慢性肾小球肾炎以外，还有突出的表现为周围神经病，呈多系统病变。多系统病变，尤其是累及肾小球和周围神经，首先想到的是自身免疫病，尤其是系统性血管炎，但是患者的临床表现缺乏相应表现，并且实验室指标也缺乏相应自身抗体和炎症标志，因此需要考虑其他疾病的可能性。周围神经病的病因很多，常见的有环境毒物、代谢（如糖尿病）、血管炎、感染、异常物质沉积等。

本例患者有淋巴网状系统增生、单克隆免疫球蛋白，提示血液系统浆细胞系异常增殖，应考虑浆细胞疾病。浆细胞疾病包括多发性骨髓瘤、原发性淀粉样病变、POMES 综合征、原发性混合性冷球蛋白血症、巨球蛋白血症和意义未明的单克隆免疫球蛋白升高。

多发性骨髓瘤是浆细胞疾病的原型，本例患者虽有单克隆免疫球蛋白阳性，但是其总量没有显著升高，骨髓浆细胞也没有显著异形性，无溶骨性改变，目前无法诊断多发性骨髓瘤。

原发性淀粉样病变可出现肾小球和周围神经病变，但其发病机制是淀粉样蛋白质在脏器的沉积，该患者的肾脏病理并未见到淀粉样物质，因此原发性淀粉样病变不是导致其病因。

原发性混合性冷球蛋白血症是蛋白质结构发生改变，在低于体温时沉积于脏器导致破坏，也可肾小球和周围神经病变，但因免疫球蛋白沉积于靶器官，免疫荧光检查呈阳性。本例冷球蛋白阴性，且肾活检免疫荧光阴性，可除外该病。

POMES 综合征是一种以一系列临床表现的缩写而命名的综合征，包括多发性神经病变（polyneuropathy）、脏器增大（organomegaly）、内分泌异常（endocrinopathy）、单克隆免疫球蛋白（monoclonal protein）、皮肤病变（skin changes），其中神经病变和单克隆免疫球蛋白是最关键的特征。该患者除了具备这些关键特征以外，还有淋巴系统的脏器增大、甲状腺功能异常和皮肤色素沉着的表现，符合 Mayo Clinc 诊断标准，可确诊为 POMES 综合征。POMES 综合征常累及多系统，肾脏病变并不多见。本例是我院首例明确肾脏受累的 POMES 综合征。回顾文献资料发现，大多数 POMES 综合征肾脏病理为膜增殖性肾小球肾炎，免疫荧光阴性。其发病机制认为可能与 IL-6 和血管内皮生长因子（VEGF）有关。本例和文献报道相符，结合其临床情况，最终诊断为“POMES 综合征肾脏受累，膜增殖性肾小球肾炎”。由于 POMES 综合征是相对低度恶性的浆细胞疾病，因此其治疗方案类似于多发性骨髓瘤。化疗、放疗、骨髓移植是主要的治疗手段。本例患者经过标准化疗后病情有所缓解。

（陈　华　郑文洁　鲁俊峰）

专家点评

张奉春医师：这个患者有两个临床问题需要关注，第一、POMES 综合征诊断的问题；第二、AMA 和 AMA-M_2 抗体阳性的问题。

POMES 综合征有其诊断标准，但也是一个临床排除诊断，必须除外相关的疾病，同时再符合其诊断标准才能确立，在 5 条标准中又以 M 蛋白最为重要，其次是多发性神经病变。本例患者从临床表现分析目前没有发现其他疾病，并且有 M 蛋白和多发神经病变，可以诊断 POMES 综合征。但值得注意的是：①POMES 综合征多无自身抗体产生，本例有 AMA 及 AMA-M_2 抗体阳性；②POMES 综合征多无肾脏受累，而本例出现肾脏受累，肾脏病理为膜增殖性肾小球肾炎。POMES 综合征是一全身性疾病，特别是出现多脏器病变（增大），因此尽管少见也完全可以累及到肾脏，特别是肾脏病理符合 POMES 综合征肾病变的报道，可以用 POMES 综合征解释。但 AMA 和 AMA-M_2 抗体在 POMES 综合征中未见报道，所以我们要想到此例患者是否合并可能与这二个抗体相关的疾病，还是 POMES 就是一与这两个抗体相关的疾病，仅仅是疾病的不同阶段，还未被我们认识呢？我们知道，AMA 和 AMA-M_2 抗体主要与原发性胆汁性肝硬化（PBC）相关，但在多种 CTD 中均可出现这些抗体，而出现这些抗体总往往出现 PBC 表现。因此对本例患者我们还应密切临床观察，警惕其他情况的出现。

附录 中英文词汇对照

2°PBG	餐后 2 小时血糖
ACA	抗着丝点抗体
aCL	抗心磷脂抗体
ADA	腺苷脱氨酶
AECA	抗内皮细胞抗体
AIH	自身免疫性肝炎
AKA	抗角蛋白抗体
ALB	白蛋白
ALP	碱性磷酸酶
ALT	谷氨酸氨基转移酶
AMA	抗线粒体抗体
ANA	抗核抗体
ANCA	抗中性粒细胞胞质抗体
anti dsDNA	抗双链 DNA 抗体
Anti-CCP	抗环瓜氨酸多肽抗体
APF	抗核周因子
APS	抗磷脂综合征
APTT	活化部分凝血活酶时间
AS	强直性脊柱炎
AST	天门冬氨酸氨基转移酶
BALF	支气管肺泡灌洗液
BOOP	闭塞性细支气管炎伴机化性肺炎
BUN	尿素氮
BUT	泪膜破碎时间
BVAS	伯明罕血管炎活动度评分
CAG	冠状动脉造影
CAPS	灾难性抗磷综合征
CCr	肌酐清除率
CH50	总补体
CHO	胆固醇
CHP	组织细胞吞噬性脂膜炎
CIPO	慢性假性肠梗阻
CK	肌酸激酶
CMV	巨噬细胞病毒抗体
Coomb 试验	抗人球蛋白试验
Cr	肌酐
CRP	C 反应蛋白
CSF	脑脊液
CSS	变应性肉芽肿性血管炎
CTA	CT 血管成像

CTD	结缔组织疾病
cTnI	肌钙蛋白I
CTX	环磷酰胺
DAH	弥漫性肺泡出血
DBil	直接胆红素
D-Dimer	D－二聚体
DFPP	双滤过血浆置换法
DIC	弥散性血管内凝血
DISH	弥漫性特发性骨肥厚
EMG	肌电图
ENA	抗可提取性核抗原抗体
ESR	红细胞沉降率（血沉）
Fbg	纤维蛋白原
FBG	空腹血糖
Felty 综合征	费尔蒂综合征
FSGS	局灶节段性肾小球硬化
GBM	肾小球基底膜
GGT	γ－谷氨酰转移酶
GLg	胰高血糖素
GMN	膜性肾病肾小球肾炎
HCV-Ab	丙肝抗体
Hb	血红蛋白
HLE	人白细胞弹性蛋白酶
HPS	肝肺综合征
HRCT	高分辨 CT
Ig	免疫球蛋白
IgA	免疫球蛋白 A
ILD	肺间质病变
IPC	孤立性肺部隐球菌病
IVIG	丙种球蛋白
LA	狼疮抗凝物
LAD	前降支
LCH	朗格汉斯细胞组织细胞增生症
LCX	回旋支
LDH	乳酸脱氢酶
LDL	低密度脂蛋白
LDL-C	低密度脂蛋白胆固醇
LEU	白细胞
LF	乳铁蛋白
LIP	淋巴细胞性间质性肺炎
LIP	脂肪酶
LKM	肝肾微粒体
LYS	溶菌酶
MAS	巨噬细胞活化综合征
MBP	髓鞘碱性蛋白
MCA	大脑中动脉
MCP	掌指关节
MEP	运动诱发电位
MM	多发性骨髓瘤
MPA	显微镜下多血管炎
MPO	髓过氧化物酶

MRI	磁共振显像
MTX	甲氨蝶呤
NEUT	中性粒细胞
NRH	肝结节性再生性增生
NSAID	非甾体抗炎药
OB	潜血
OD	吸光度（光密度）
P	磷
P_2	肺动脉瓣第二心音
PAH	肺动脉高压
PAN	结节性多动脉炎
PAPS	原发性抗磷脂综合征
PBC	原发性胆汁性肝硬化
$PaCO_2$	二氧化碳分压
PCR	聚合酶链反应
pH	酸碱度值
PIP	近端指间关节
PLT	血小板计数
PM	多发性肌炎
PaO_2	氧分压
POEMS	多神经病、脏器增大、内分泌病、M 蛋白和皮肤病变
PPD	（结核）纯蛋白衍生物
PPP	掌跖脓疱病
PR3	蛋白酶 3

PRO	蛋白
PsA	银屑病关节炎
PSC	原发性硬化性胆管炎
pSS	原发性干燥综合征
PT	凝血酶原时间
PTE	肺血栓栓塞
PTU	丙基硫氧嘧啶
PUK	边缘溃疡性角膜炎
RA	类风湿关节炎
RAD	右冠状动脉
RBC	红细胞
RF	类风湿因子
RHD	风湿性心脏病
rituximab	利妥昔单抗
RNP	核糖核蛋白
RP	复发性多软骨炎
RPR	快速血浆反应素环状卡片试验
rRNP	核糖体核糖核蛋白
RS	赖特综合征
RTA	肾小管酸中毒
RTA	远端肾小管性酸中毒
RTA	肾小管酸中毒
SACE	血清紧张素转换酶
SAPHO 综合征	滑膜炎－痤疮－脓疱病－骨肥厚－骨髓炎综合征

SAPS	继发性抗磷脂综合征	Still 病	斯蒂尔病
SASP	柳氮磺吡啶	TBAL	肺泡灌洗液
Schirmer test	filter paper 试验	TBil	总胆红素
SEP	体感诱发电位	TG	三酰甘油
SF	血清铁蛋白	TMA	血栓性微血管病
SLE	系统性红斑狼疮	TP	总蛋白
SpA	脊柱关节病	TPT	代血浆置换
SPT	胰腺实性假乳头瘤	TSH	促甲状腺激素
SPTL	皮下脂膜炎样 T 细胞淋巴瘤	TTP	血栓性血小板减少性紫癜
SRC	硬皮病肾危象	UCG	超声心动图
SS	干燥综合征	UIP	寻常型间质性肺炎
SSc	系统性硬化症	vWF	von Willebrand factor
ssSSc	无皮肤硬化的硬皮病	WG	韦格纳肉芽肿